FLORE

DES

PLANTES VÉNÉNEUSES

DE

LA SUISSE.

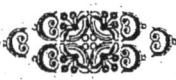

PAYERNE

CHEZ LOUIS GUEISSAZ, LIBRAIRE-ÉDITEUR.

—

1850

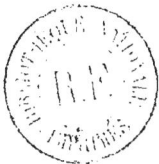

FLORE

DES

PLANTES VÉNÉNEUSES.

PAYERNE. — IMPRIMERIE VEUVE DIRLAM.

FLORE

DES

PLANTES VÉNÉNEUSES

DE LA SUISSE

Contenant

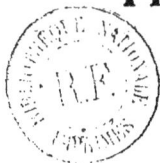
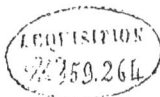

LEUR DESCRIPTION, L'ÉPOQUE DE LEUR FLORAISON, LES
LIEUX OU ELLES CROISSENT NATURELLEMENT, L'INDICATION
DE CELLES QUI SONT EMPLOYÉES EN MÉDECINE, LES SYMP-
TÔMES QU'ELLES PRODUISENT SUR L'ÉCONOMIE ANIMALE, ET
LES PREMIERS SOINS A DONNER DANS LES EMPOISONNEMENTS.

*Destinée à l'usage des écoles et des gens de la
campagne.*

PAYERNE

CHEZ LOUIS GUEISSAZ, LIBRAIRE-ÉDITEUR.

1849.

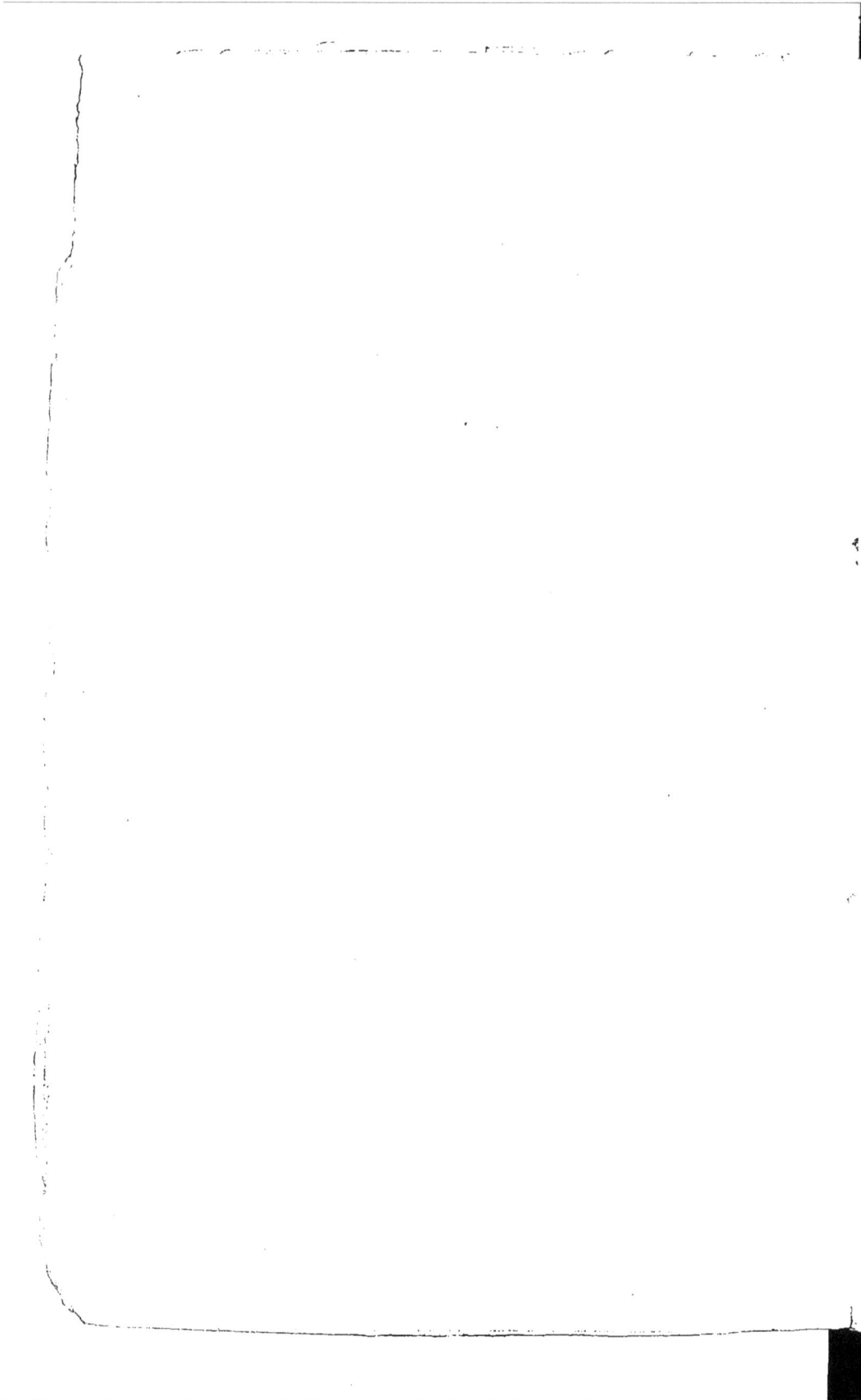

PRÉFACE.

On peut classer sous le point de vue pratique, les végétaux en trois classes.

1° Les plantes utiles pour la nourriture de l'homme ; 2° les plantes nuisibles à l'homme ; 3° les plantes indifférentes pour lui.

Nous commencerons à dire qu'il n'y a rien d'indifférent dans la création ; tout a été créé dans un but d'harmonie, d'ordre et d'utilité qu'il ne nous est pas toujours donné de connaître.

La série des plantes utiles est trop nombreuse, pour que nous en puissions faire l'énumération, qui, du reste, n'entre pas dans notre sujet.

Quant aux plantes nuisibles, leur nombre est aussi considérable; nous avons
traité spécialement la description des plantes vénéneuses, c'est-à-dire de celles dont
l'usage entraîne la mort ou des accidents
très-graves.

Par une des contradictions si fréquentes
de la nature, la majeure partie de ces
plantes vénéneuses renferment des remèdes héroïques pour certaines maladies de
l'homme. Plusieurs de ces plantes, telles
que les Ciguës, la Pomme épineuse, la
Jusquiame, la Digitale, etc., sont fréquemment répandues dans le voisinage des ha-
bitations. Il est donc très-utile, soit pour
les gens de la ville, soit pour ceux de la
campagne, de les connaître et de se mettre
en garde contre les dangers qu'elles peuvent
occasionner. On ne saurait donc prendre
trop de précautions pour en répandre la
connaissance; car chacun sait combien les
enfants sont à la recherche de tous les
fruits.

Il n'est point de parents qui ne sentiront vivement combien il serait triste pour eux, de voir leurs enfants devenir les victimes de ces fruits meurtriers, surtout sans savoir comment les arracher aux bras d'une mort douloureuse et souvent inévitable.

Il est difficile, pour ne pas dire impossible, d'établir une bonne classification des poisons végétaux en les divisant d'après leurs propriétés, comme quelques auteurs l'ont fait. Nous avons préféré grouper ensemble les plantes qui sont de la même famille naturelle, ce qui, du reste, revient presque au même, car depuis longtemps on a remarqué que les plantes d'une même famille jouissaient presque toutes des mêmes propriétés, à des degrés, il est vrai, très-variables. Dans l'histoire des plantes, la partie qui traite des propriétés et des usages, et que nous devons à l'obligeance d'un pharmacien, paraîtra peut-être insuffisante à quelques personnes : cela est, en effet, vrai et tout particulièrement à l'égard de celles qui

fournissent à l'art de guérir des médicaments énergiques. C'est à dessein que nous
l'avons fait : nous aurions craint, en di-
sant davantage, que des personnes im-
prudentes ne fussent tentées d'en faire
usage pour elles ou pour d'autres, et de
devenir ainsi la cause innocente de graves
accidents.

*Nous remercions les personnes obligeantes qui nous
ont aidé dans notre travail.*

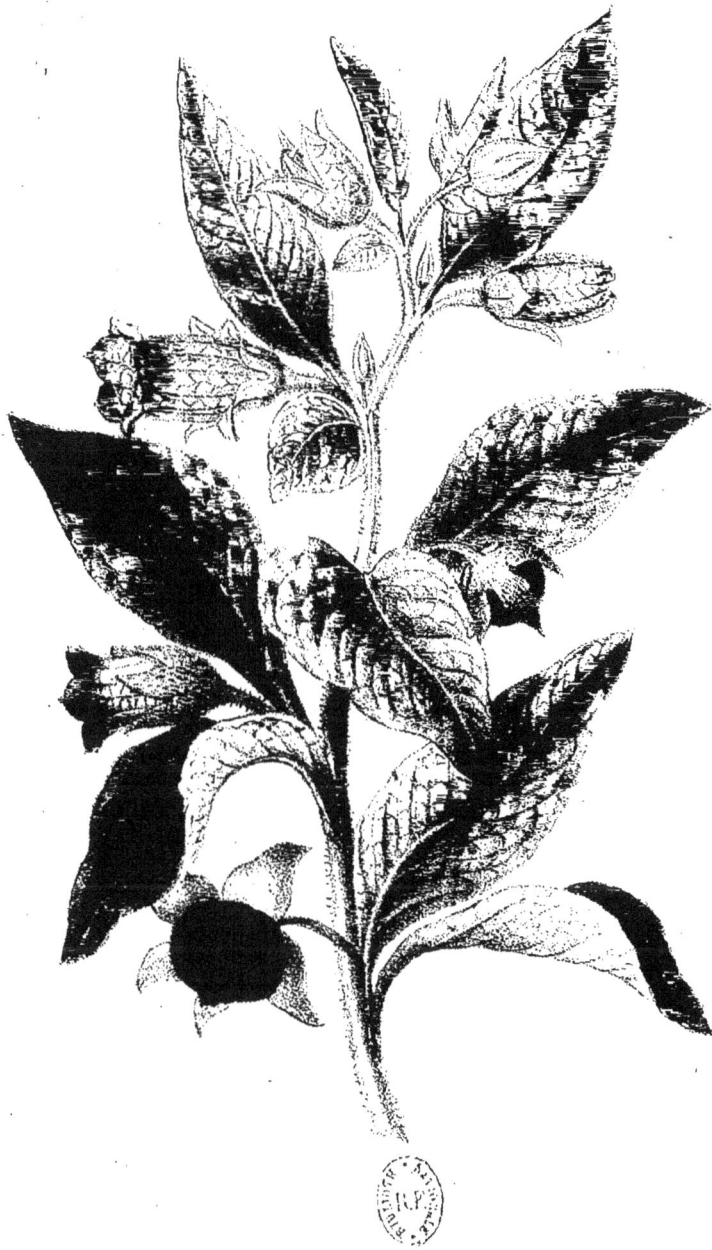

Belladonne.

Atropa belladonna.

FAMILLE DES SOLANÉES.

BELLADONE.
(Figure 1.)

LATIN : *Atropa Belladona*.
VULGAIREMENT : *Bouton noir. Belle Dame.*

Cette plante, de la famille des solanées,
a acquis une triste célébrité par le grand
nombre d'empoisonnements qu'elle a
causé, et par le deuil qu'elle répand

chaque année dans un grand nombre de familles. Elle croît naturellement dans les bois, le long des vieilles murailles, sur le bord des chemins.

La Racine est vivace, longue, grosse, difficile à extirper.

La Tige, qui s'élève de quatre à sept pieds, est herbacée, ronde, grosse, très-peu velue, recouverte d'une pubescence visqueuse; elle forme par ses rameaux plusieurs fois divisés, un large buisson d'un aspect triste.

Les Feuilles ont de courts pétioles, d'inégale grandeur, souvent attachés deux à deux ensemble au même point d'insertion; elles sont alternes, entières, ovales, amincies aux deux bouts.

Les Fleurs sont solitaires, en forme de cloche, d'un jaune verdâtre, bordées à leur extrémité d'un ruban brun pourpre et portées sur des pédoncules axillaires : elles paraissent en juillet et août.

Le Calice, à cinq parties très-profondément découpées, s'étend en étoile sous le fruit, à sa maturité.

La Corolle porte cinq étamines courtes, dont les filets sont terminés par de grosses anthères.

Le Fruit est une baie ronde à deux loges, d'un beau noir luisant, ressemblant à une cerise, pleine d'un suc abondant; les graines sont brunâtres, un peu rugueuses.

Toute cette plante n'a que peu d'odeur, même en l'écrasant; sa saveur qui est faible d'abord, devient bientôt un peu âcre, lorsqu'on la mâche.

Les baies de la belladone sont les parties qui causent ordinairement les empoisonnements, parce que leur saveur douçâtre ne donne aucune crainte à ceux qui se laissent tromper par leur couleur et leur ressemblance avec des fruits salubres; ces baies arrivent précisément à maturité à l'époque où les enfants vont dans les bois pour cueillir la mûre sauvage; mais malheur à celui qui mange de ce fruit; les effets en sont prompts et terribles.

Les principaux symptômes d'empoisonnement qui se manifestent après avoir mangé les baies de la belladone, sont : sécheresse de la gorge, soif ardente, faiblesse, syncopes, nausées, pâleur de la face, froid dans les extrémités, coliques, glonflement du ventre, pouls très-faible, oppression, difficulté de se tenir debout, mouvements des doigts, rire niais, immobilité des paupières, dilatation de la pupille, délire gai ou furieux, la léthargie, puis la mort, si de prompts secours ne sont pas administrés.

Les premiers soins à donner en attendant le médecin, sont : le vomissement au moyen d'une barbe de plume introduite dans la gorge; pour boisson, du jus de citron ou du vinaigre mêlé avec de l'eau; mais si l'empoisonnement a eu lieu depuis un ou plusieurs jours, on n'emploie que l'eau tiède et la titillation de la luette, parce qu'alors on doit craindre l'inflammation; s'il en existait quelques signes, il faudrait recourir aux boissons mucilagineuses, telles que celles préparées avec l'althéa, la graine de lin, l'orge, les feuilles de mauve, et ne venir aux boissons acides qu'après leur emploi. Les mêmes remèdes conviendraient également dans les empoisonnements causés par les infusions vineuses de belladone, dont les exemples ne sont pas rares.

Les moutons, les porcs, les lapins et les limaçons ne craignent pas de manger les fruits de la belladone.

Les dames d'Italie font avec le suc ou l'eau distillée de cette plante, un fard dont elles se frottent le visage pour blanchir la peau; d'où lui est venu le nom de *Bella-dona* (belle dame).

Les peintres en miniature font macérer le fruit de cette plante et en préparent une très-belle couleur verte.

L'historien Buchanan raconte que les Ecossais ayant fait une trève avec les Danois, mêlèrent du suc de belladone aux

boissons qu'ils s'étaient engagés à leur
fournir, et qu'un sommeil léthargique li-
vra bientôt les Danois au fer de leurs
perfides ennemis.

De cette nature malfaisante lui est venu
son nom d'*atropa*, emprunté à la par-
que Atropos.

Les feuilles sont la seule partie de cette
plante qui soient employées en médecine.

L'extrait doit être manié avec beaucoup
de circonspection, lorsqu'il est administré
à l'intérieur. Un ou deux grains pris dans
la journée, suffisent pour produire des
hallucinations (trouble de la vue) chez les
personnes adultes : moins d'un demi-
grain pris à la fois par un enfant de quatre ans, a provoqué un délire qui s'est
dissipé de lui-même au bout de quelques
heures ; c'est assez dire combien il serait
imprudent d'en faire usage, sans que son
emploi soit surveillé par un médecin ha-
bile. Il est souvent prescrit pour combattre la coqueluche, et à l'extérieur dans
certaines affections des yeux, et en cata-

plasmes comme calmant. Appliquées sur
les yeux, les feuilles fraîches ou l'extrait
dilatent la pupille, ce qui facilite l'opération de la cataracte.

***

ACCIDENTS CAUSÉS PAR LA BELLADONE.

Les exemples d'empoisonnements causés par les baies de la belladone sont très-
nombreux ; nous en citerons quelques-
uns.

Un jeune garçon, de retour le soir chez
ses parents, raconte qu'il avait trouvé dans
le bois des cerises sauvages, et qu'il en
avait mangé. S'étant mis à table, il soupa
avec appétit, sans se plaindre de la moindre indisposition ; à minuit, il fut réveillé
par une soif excessive ; il demanda de l'eau
froide à son frère, et il ne pût l'avaler

qu'avec beaucoup de difficulté et seulement en petite quantité ; deux heures se
passèrent dans cette détresse, ensuite il
commença à beaucoup causer, mais sans
mettre de suite à ses discours ; il se plai-
gnit ensuite d'une crampe à l'estomac ; à
trois heures après minuit, il eut un vomissement suivi d'un profond sommeil,
qui dura jusqu'au point du jour ; à son
réveil, on remarqua avec surprise qu'il
avait perdu la faculté de voir, lors même
que ses yeux étaient ouverts et quoique
on n'y remarquât aucun défaut ; le médecin qui avait été appelé arriva à quatre
heures du matin, lui trouva un pouls accéléré et faible, le ventre tendu, la peau
d'une chaleur brûlante ; tantôt immobile,
tantôt les membres agités des mouvements
les plus étranges, et en délire ; il semblait,
par moment, qu'il respirait encore, quoique avec beaucoup de peine, mais bientôt après il parut avoir poussé le dernier
soupir ; ces alternations se réitérèrent jusqu'à trois ou quatre fois dans un quart
d'heure.

Le médecin comprit, par le récit que lui firent les parents, que leur enfant s'était empoisonné en mangeant des baies de belladone. Il s'empressa de lui faire prendre un émétique, qui fit rendre au malade plusieurs baies, dont quelques-unes étaient encore entières; dès ce moment les symptômes d'empoisonnement disparurent, et le jeune homme se rétablit.

—

Un berger, pressé par la soif et par la chaleur brûlante d'un jour d'été, cherchait des fruits pour se désaltérer; il aperçoit une plante peu attrayante par son extérieur, mais qui avait des baies d'un beau noir luisant. La ressemblance qu'il leur trouva avec la cerise fit que ce malheureux, trompé par une apparence aussi séduisante, n'hésita point à en manger une bonne quantité. De retour dans sa maison, à peine fut-il couché qu'il de-

vint inquiet et commença à être dans le
délire; sa femme, croyant le soulager, lui
fit boire un peu d'eau-de-vie; mais bientôt il fut agité par des convulsions dont
les secousses étaient si violentes, qu'elles
le jetèrent dans un grand accablement et
le privèrent de l'usage de ses sens.

Enfin, au bout de douze heures, la
mort enleva ce malheureux à sa famille,
après de grandes souffrances.

———

Pourrait-on, après de tels exemples,
n'être pas convaincu de l'utilité de mettre
à la portée du peuple, la connaissance
des plantes vénéneuses, et les secours
qu'il convient d'opposer à leurs effets.

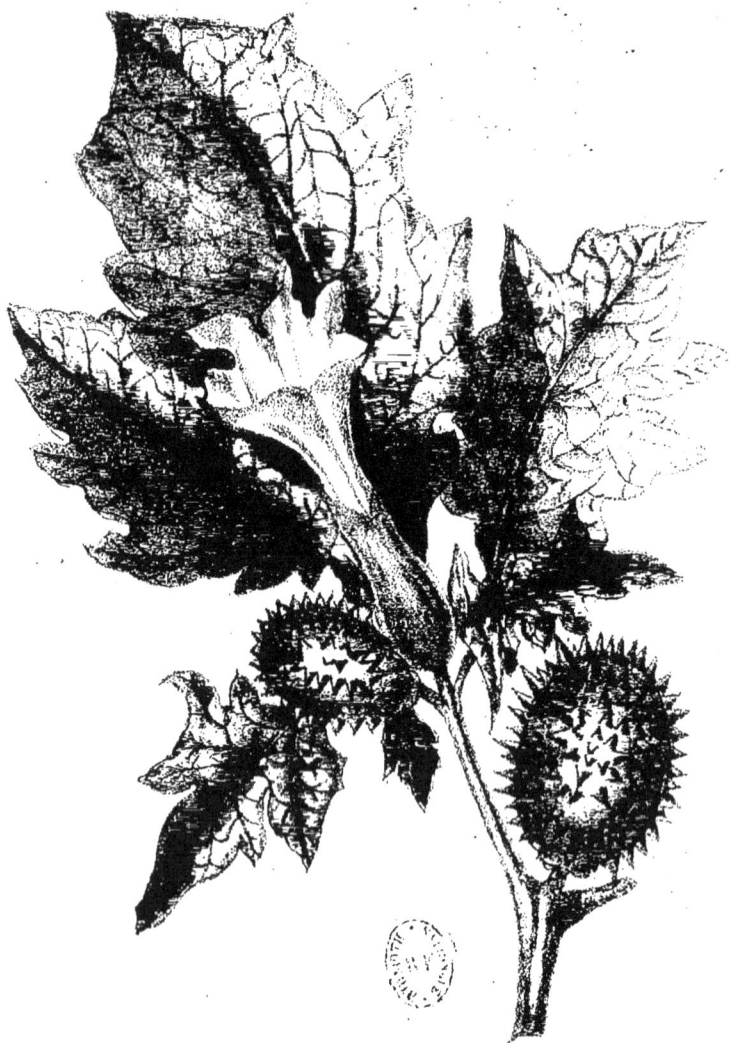

Datura stramoine Fig 2.

FAMILLE DES SOLANÉES.

─━●◆●━─

POMME ÉPINEUSE.
(Figure 2.)

LATIN : *Datura stramonium.*
VULGAIREMENT : *Herbe aux sorciers, Herbe du diable, Endormie, Herbe aux magiciens, Herbe à la taupe.*

─━●◆●━─

Cette plante, originaire du Pérou, sans être commune, se multiplie cependant de plus en plus dans les jardins, autour des villes et des villages.

La Racine est grosse, ligneuse, rameuse, fibreuse et blanchâtre.

La Tige est haute de deux à quatre pieds : elle est forte, dressée, ronde, creuse, glabre, verte, à rameaux étalés.

Les Feuilles sont alternes, pétiolées, glabres, larges, anguleuses, pointues et d'un vert très-foncé; leurs découpures sont plus ou moins profondes et irrégulières.

Les Fleurs sont blanches, longues de deux à quatre pouces, solitaires sur de courts pédoncules, placées dans les bifurcations des rameaux; elles paraissent de juillet en septembre.

Le Calice est caduc, long, tubuleux, à cinq angles très-saillants et à cinq dents assez longues et pointues.

La Corolle est en forme d'entonnoir à tube deux fois aussi long que le calice, à cinq plis qui se terminent chacun par un lobe peu long; elle porte cinq étamines qui sont un peu plus courtes qu'elle, surmontées d'anthères oblongues jaunes; le style est de la longueur des étamines.

Le Fruit est ovale, hérissé de pointes fortes et piquantes : il ressemble assez à un marron ; à sa base on retrouve le reste du calice ; ce fruit biloculaire s'ouvre en quatre parties égales, séparées par des cloisons membraneuses, où sont attachées un grand nombre de semences noires, d'un goût qui n'est pas désagréable.

Toutes les parties de cette plante répandent une odeur forte, pénétrante, nauséabonde et ont une saveur un peu amère. Prises à fortes doses, les feuilles occasionnent l'ivresse, le délire, la démence, la manie, une sorte de rage accompagnée de grincements de dents ; puis vient la perte de la mémoire, tantôt passagère, tantôt persistante ; des convulsions, la paralysie des membres, des sueurs froides, une soif excessive. Cette plante excite souvent à des rêveries ; quelquefois le malade ne donne aucun signe de vie, du moins pendant quelque temps ; les yeux deviennent étincelants, fixes; tous les membres du malade sont ou froids ou d'une grande chaleur; d'autres fois il éprouve des envies de vomir sans résultat; de violentes douleurs se font ressentir dans l'estomac et le bas-ventre, ainsi que des maux de tête : on remarque également une enflure qui change de place. Le visage est rouge; l'inspiration se fait avec difficulté et l'expiration très-vite. La mort termine souvent cette marche sinistre et quelquefois elle suit de près les premiers symptômes.

Une simple application de la feuille sur les yeux, rend la prunelle momentanément paralysée.

Les propriétés malfaisantes du *datura* ont été souvent recherchées par des malfaiteurs qui la donnent infusée dans du vin, ou en poudre dans du tabac, aux personnes tombées entre leurs mains.

ACCIDENTS CAUSÉS PAR LA POMME ÉPINEUSE.

Un homme ayant bu une décoction du fruit de cette plante, fut bientôt triste et perdit la voix; son pouls disparut; ses membres se paralysèrent puis il devint furieux.

—

Un autre ayant bu du lait cuit avec le même fruit, éprouva des vertiges, perdit la sensibilité; son pouls devint petit, accéléré, de plus en plus faible, de manière à être à peine sensible; ses jambes se paralysèrent et il devint également furieux.

—

Une mort cruelle et prématurée, enleva à ses parents une jeune fille à qui de la semence de stramoine avait été donnée.

A l'ouverture de la victime, la graine fut
encore trouvée dans l'estomac; le crâne
était rempli de caillots de sang très-durs.

—

Si la dose du poison est petite, le délire
se dissipe de lui-même au bout de vingt-
quatre heures, ou un peu plus tard.

Tous les animaux, excepté les porcs, re-
fusent de manger cette plante.

Avec le suc de la pomme épineuse, on
prépare un extrait que l'on a essayé d'employer pour les cas où l'on fait usage de
celui de la belladone ; mais ses effets
moins sûrs en ont presque fait abandon-
ner l'usage, son action se portant trop
facilement au cerveau. Comme celui des
autres solanées, il dilate la pupille. A l'extérieur ses feuilles ont été employées
comme calmant, en cataplasmes, sur des
engorgements douloureux ou des glandes
tuméfiées.

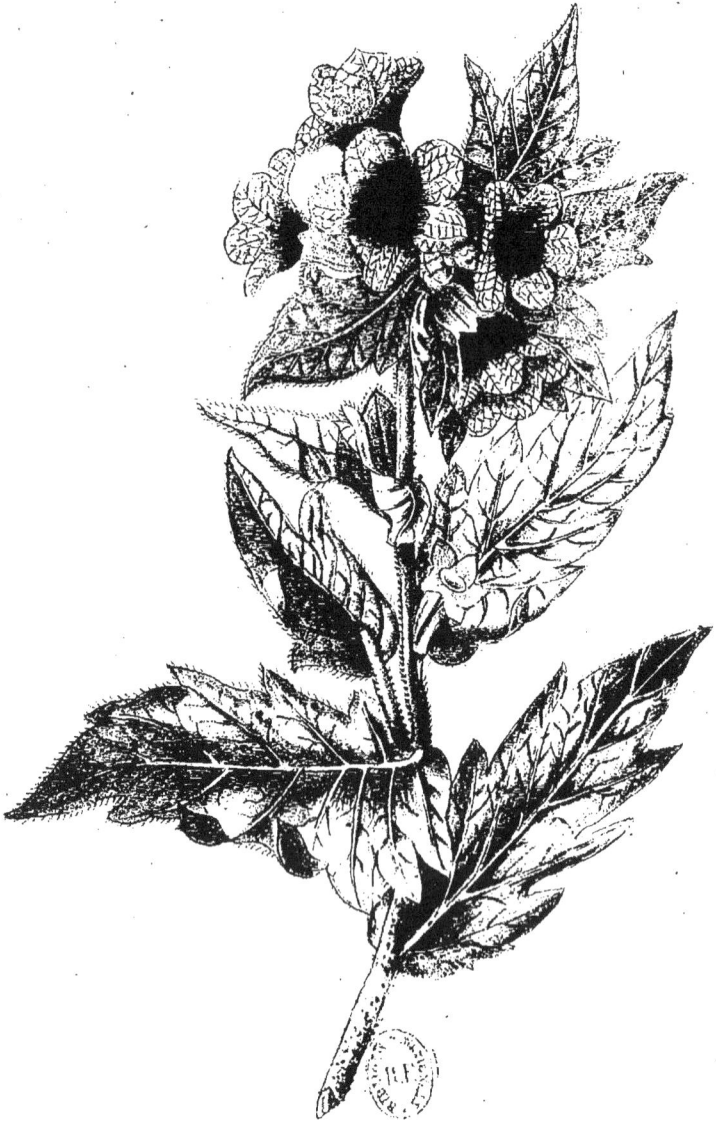

Jusquiame, Fig. 3.

FAMILLE DES SOLANÉES.

JUSQUIAME NOIRE.
(Figure 5.)

LATIN : *Hyosciamus niger.*
VULGAIREMENT : *Lugan, Dent-de-tsoa,
Hanebane, Potelée, Careillade.*

La jusquiame est une plante annuelle
qui croît communément aux bords des
chemins, autour des villages, sur les décombres, dans les terres incultes; on croit

qu'elle a été introduite en Europe par les
Bohémiens, venus de l'Orient.

Racine fusiforme, épaisse, brune, ridée en dehors et blanche en dedans.

Tige de un à deux pieds de hauteur, cylindrique, rameuse dans sa partie supérieure, toute couverte de poils visqueux.

Feuilles alternes, éparses et quelquefois opposées sur le même pied, embrassant la tige par leur base ; elles sont grandes, molles, découpées en lobes profonds, d'un vert terne et livide.

Fleurs portées sur de courts pédoncules rangés d'un même côté au-dessus des tiges, où elles forment un épi clairsemé et recourbé en arc ; elles sont d'un jaune pâle et marquées de veines violettes ; elles paraissent pendant l'été.

Calice persistant, poilu, à cinq divisions courtes, pointues et de la couleur des feuilles.

Corolle en entonnoir ; le limbe est ouvert, à cinq lobes obtus et inégaux ; les cinq étamines placées entre les lobes sont de la même longueur que le pistil.

Le Fruit, caché par le calice, est une capsule à deux loges, renfermant un grand nombre de semences, fermée à sa partie supérieure par un couvercle.

L'aspect de la jusquiame noire et son odeur nauséabonde suffiraient seuls pour en faire soupçonner les propriétés délétères ; c'est, en effet, un poison narcotique âcre.

Les symptômes les plus apparents de l'empoisonnement par la jusquiame, sont : l'agitation, le délire, les convulsions et souvent la manie complète ; quelquefois rougeur de la face, ardeur dans la bouche et la gorge ; violents maux de ventre, vomissements, engourdissement ou paralysie, symptômes d'apoplexie suivis souvent de la perte de la vie.

Ces accidents doivent être combattus par des vomissements au moyen d'une barbe de plume. Des boissons acidulées avec le vinaigre ou le citron, conviennent ensuite; mais on ne les donnera qu'avec modération, et de dix en dix minutes.

M. Orfila conseille l'infusion chaude de café, employée alternativement avec les boissons acides.

Il est avantageux pour le malade qu'il soit maintenu dans une bonne chaleur, et de faire sur ses bras et ses jambes des frictions avec une brosse rude.

Quelques personnes, pour calmer les maux de dents, mettent de la graine de jusquiame sur des charbons ardents et en reçoivent la vapeur dans la bouche; ce remède, qui soulage quelquefois, devient dangereux si l'on en met une trop grande quantité; il cause le délire, la stupeur, l'ivresse, des vomissements et d'autres accidents graves.

La jusquiame est un poison mortel pour l'homme, les chevaux, les rats, les oies, les poules; cependant, cette plante est recherchée par les moutons et les chèvres.

Les maquignons qui veulent engraisser promptement les chevaux, leur donnent

pendant quelque temps une certaine dose
de jusquiame, mêlée avec de l'avoine; ces
chevaux, par ce moyen, mangent avec
plus d'appétit, sont plus tranquilles, plus
endormis et engraissent très-vite.

La jusquiame fournit à la médecine un
remède énergique et souvent employé;
mais il doit être administré avec précaution et par les médecins seuls.

Ce sont les feuilles qui sont employées
le plus souvent. Leur suc évaporé conve-
nablement, donne un extrait dont les médecins font grand usage dans les affections
de poitrine. Elles sont employées en cataplasmes comme calmants, et entrent dans
la composition du baume tranquille. Les
semences sont encore du domaine de la
médecine, quoique rarement employées.

———◦◦◦———

GRANDE CIGUË.

(Figure 4.)

LATIN : *Conium maculatum.*
VULGAIREMENT : *Ciguë tachetée , Ciguë officinale.*

———◦◦◦———

Les plantes fort nombreuses qui composent la famille naturelle des ombellifères, sont difficiles à distinguer les unes des autres ; en général, les feuilles sont

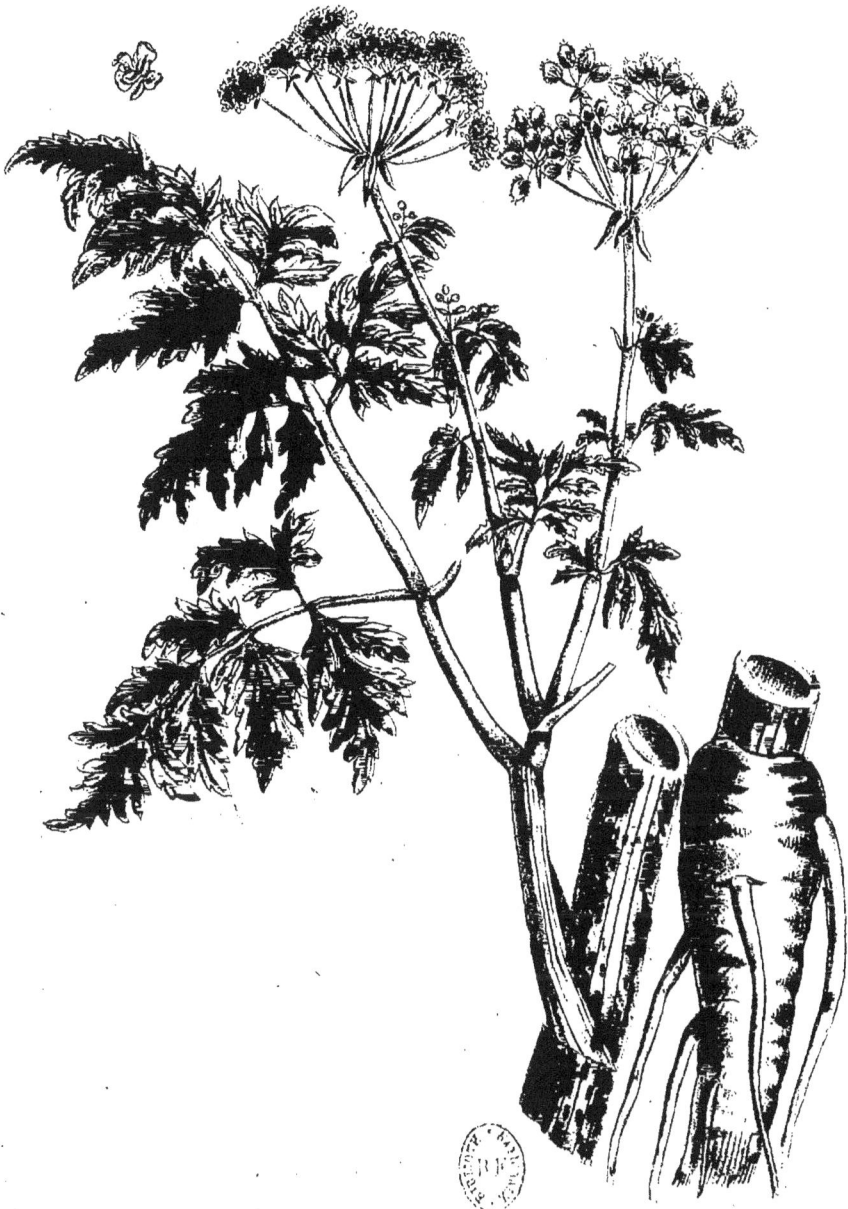

Ciguë tachée, Fig. 5.

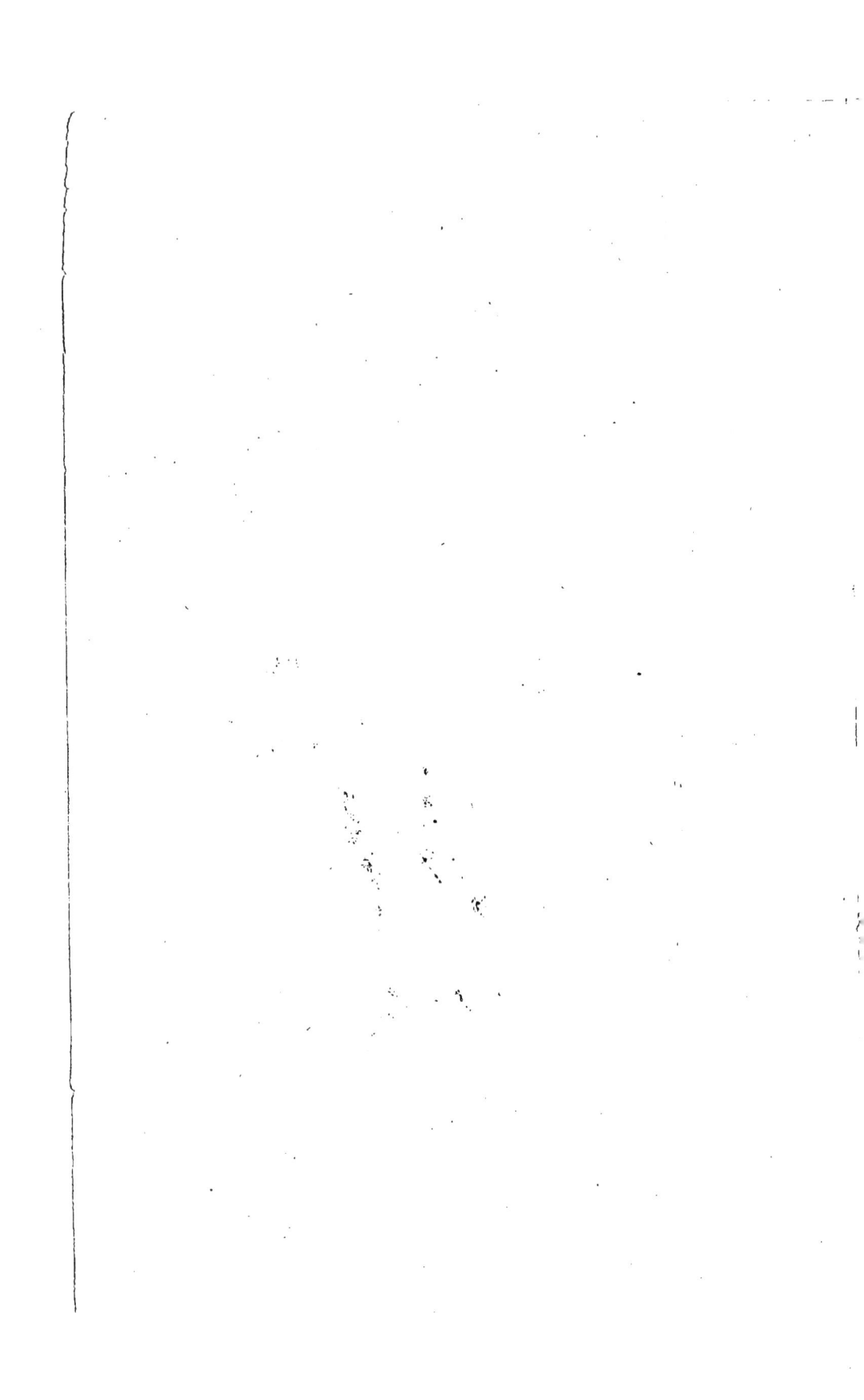

très-découpées, alternes, pétiolées, embrassantes à leur base. Les supports des fleurs, pédoncules ou pédicelles, appelés aussi rayons, étant insérés sur le même plan, les font ressembler aux rayons d'une ombrelle (d'où vient le nom d'ombellifères).

Chaque pédoncule se divise à son sommet en plusieurs rayons, qui portent le nom d'*ombellules ;* à la base de l'ombelle, on trouve quelquefois de petites folioles qu'on appelle l'*involucre ;* les folioles placées sous l'ombellule ont reçu le nom d'*involucelles.* Les fleurs sont ordinairement blanches, rarement jaunes ; la corolle est à cinq pétales, cinq étamines ; deux styles complètent la fleur ; le fruit est composé de coques soudées ensemble, qui se séparent à la maturité.

Cette famille renferme des plantes très-utiles, comme le cerfeuil, l'anis, le persil, le céleri, la carotte, le panais, le cumin, etc.; elle renferme aussi des poisons dangereux, la ciguë, l'œnanthe, l'œthuse.

La ciguë, dont nous nous occuperons en premier lieu, se rencontre dans les jardins, dans les cimetières, dans les rocailles et les lieux incultes.

La Racine est en fuseau, chevelue, jaunâtre et blanche en dedans.

La Tige est haute de quatre à cinq pieds, rameuse, ronde, fistuleuse, lisse, glabre, d'un vert foncé, souvent marquée de taches livides couleur de sang.

Les Feuilles sont grandes, luisantes, d'un vert foncé, trois fois ailées, à folioles profondément découpées, à lobes dentés, incisés ; elles sont portées sur des pétioles fistuleux élargis à leur base.

Les Fleurs sont blanches, disposées en ombelle ouverte, terminales, nombreuses. L'ombelle générale est composée de huit à quinze rayons, ayant à leur base un involucre de plusieurs folioles courtes ; les ombelles partielles ont une involucelle de trois à quatre folioles ovales et pointues, tournées en dehors.

La Corolle est à cinq pétales égaux

échancrés au sommet : elle porte cinq étamines alternant avec les pétales, et deux
pistils.

Le Fruit est ovale-arrondi, composé
de deux coques appliquées l'une contre
l'autre, à cinq côtes crénelées et ondulées.

Cette plante a une odeur vireuse nauséabonde, plus prononcée dans les feuilles,
surtout lorsqu'on les froisse entre les
mains ; on compare son odeur à celle du
cuivre échauffé dans la main.

Quelques animaux herbivores, tels que
les chèvres et les moutons, peuvent manger cette plante impunément ; les oiseaux,
particulièrement les étourneaux, se nourrissent aussi de la graine de cette plante ;
mais il faut observer que les graines des
ombellifères ne sont pas vénéneuses.

Les symptômes d'empoisonnement varient beaucoup : ce sont des vertiges, du
délire, ou une démence furieuse ; quelquefois il y a somnolence, sorte d'ivresse,
cécité, surdité ; la face devient bleuâtre ;
le sang sort par les oreilles ; la respira-

tion se fait avec difficulté; le pouls est petit, lent, irrégulier; puis viennent les hoquets, vomissements violents, gonflement de la langue, douleurs dans l'estomac, convulsions, paralysie; enfin, la mort met un terme à une longue agonie.

S'il n'y a pas longtemps que le poison a été pris, qu'il n'y ait pas encore d'inflammation développée, on provoquera le vomissement en attendant l'arrivée du médecin, qui doit être appelé aussi promptement que possible; ensuite on donne des boissons acidulées au citron ou au vinaigre, que l'on fait prendre plus ou moins pures; il faut aussi avoir recours à ce dernier moyen s'il était trop tard pour faire vomir. Quand l'inflammation est dissipée, il est nécessaire de donner un peu de vin pour ranimer les forces; les anciens s'en servaient comme antidote et souvent avec succès; on pourrait l'employer si l'on manquait d'acides végétaux.

Ce sont les feuilles et les sommités des

tiges de la ciguë qui sont employées, soit
en poudre, soit en nature, pour cataplasmes narcotiques ou calmants, sur les tu-
meurs cancéreuses, les affections douloureuses, les seins engorgés ; pour nettoyer
les ulcères rebelles, et dans beaucoup de
cas analogues ; son extrait est aussi employé intérieurement, associé à des on-
guents appropriés dans les cas qui viennent d'être indiqués ; intérieurement, il
est plus rarement administré, en raison
du peu de constance obtenue dans ses effets, et surtout parce que son usage offre
des inconvénients, sans compter les accidents qu'il a entraînés à sa suite.

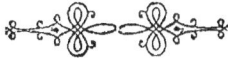

FAMILLE DES OMBELLIFÈRES.

CIGUË VIREUSE.
(Figure 5.)

LATIN : *Cicuta virosa*
VULGAIREMENT : *Ciguë des marais.*

La ciguë vireuse se trouve dans les marais, dans les lieux humides et les eaux stagnantes.

La Racine est épaisse, allongée ; elle

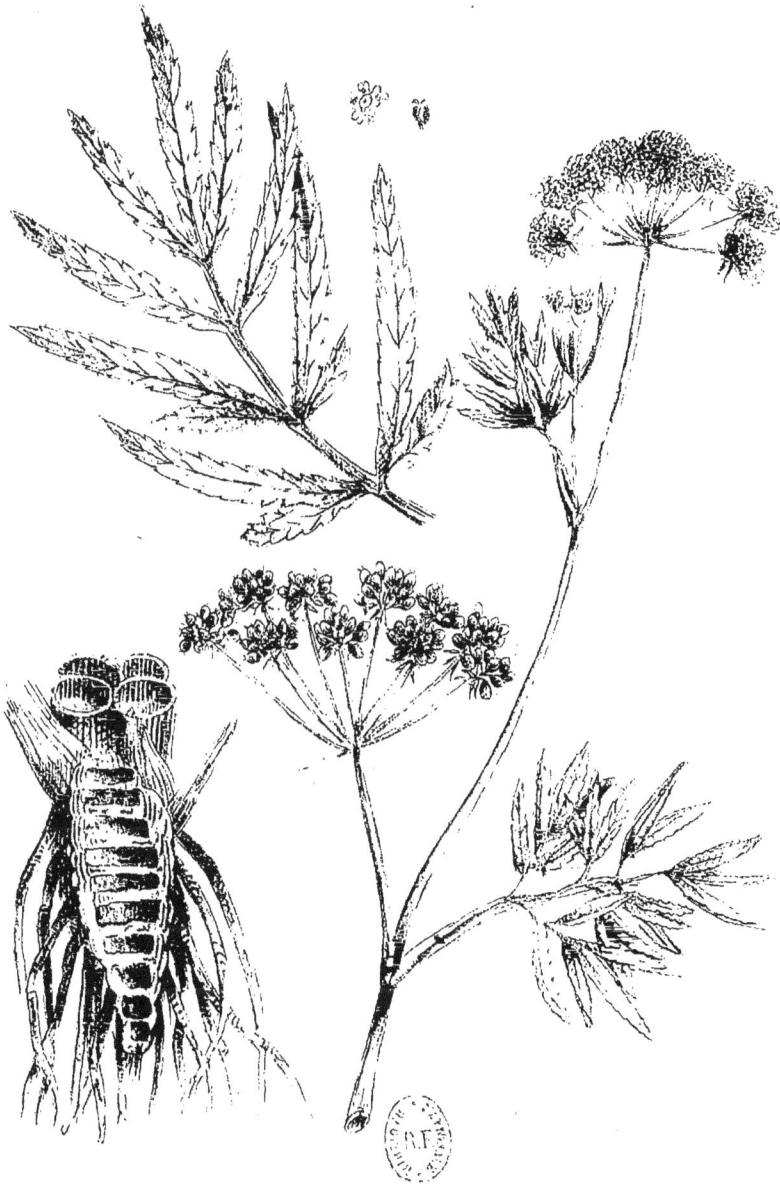

La Cicutaire vénéneuse, Fig. 6.

fournit des radicules latérales disposées en anneaux, les uns au-dessus des autres; lorsqu'on la coupe, elle répand un suc jaunâtre très-vénéneux.

La Tige s'élève de deux à quatre pieds de haut; elle est rameuse, fistuleuse, cannelée, glabre.

Les Feuilles sont grandes, deux ou trois fois aîlées, portées sur des pétioles alternes; elles sont composées de folioles sessiles, étroites, allongées, dentées en scie, vertes et glabres.

Les Fleurs sont blanches, petites, en ombelle presque régulière de quinze à vingt rayons, ordinairement dépourvue de collerette générale, ou ne consistant qu'en une ou deux petites folioles étroites; les ombellules ont à leur base une involucelle de dix à douze folioles étroites.

La Corolle est formée de cinq pétales blancs, petits, échancrés au sommet, avec cinq étamines placées entre les pétales et deux pistils.

Le Fruit est formé de deux coques un

peu courtes, ovales, sillonnées, contenant
deux semences convexes en dehors, à cinq
petites côtes.

L'empoisonnement par la ciguë aquatique a beaucoup de ressemblance avec
celui qui est causé par la belladone ; les
moyens d'y remédier, dans les premiers
moments, et avant que l'inflammation soit
portée à un certain degré, sont : vomissements provoqués, soit par des vomitifs ou
par des moyens mécaniques ; ensuite on
peut prendre des boissons adoucissantes,
mucilagineuses, telles que celles préparées avec l'althæa, les mauves, la graine
de lin, etc.

On a remarqué que les eaux stagnantes,
dans lesquelles végètent pendant longtemps plusieurs pieds de ciguë vireuse,
se chargent d'un liquide gras et luisant
qui nage à la surface comme l'huile.

Cette plante est un poison violent pour
la plupart des animaux. Vepfer rapporte
que deux bœufs ont péri pour avoir bu

de l'eau chargée du liquide huileux qui émane de la ciguë vireuse.

Schwenke raconte que quatre jeunes gens ayant mangé de la racine de ciguë prise pour celle du panais, trois moururent après de grandes souffrances.

Voici dans quel ordre se succèdent les symptômes qu'occasionne la ciguë vireuse : on éprouve d'abord de l'ivresse, des vertiges, un assoupissement et une envie de vomir auxquels on ne peut résister; on perd momentanément l'usage de tous ses sens; douleurs de tête, sécheresse excessive du gosier, vomissement jusqu'au sang, accompagné de hoquets, de chaleur brûlante et d'inflammation d'estomac, qui se trouve quelquefois rongé et troué par l'action du poison.

A l'ouverture des cadavres des individus qui avaient succombé, l'estomac et plusieurs parties du canal intestinal étaient rongés, enflammés, quelquefois gangrenés ou corrodés, surtout dans les endroits en contact avec la racine; dans certains individus, le foie et les poumons présentaient des traces d'inflammation ; le cœur était flasque et toutes ses cavités, ainsi que les vaisseaux du cerveau, étaient gorgés d'un sang noir et fluide.

Cette plante n'est pas employée en médecine ou du moins ne devrait pas l'être ; parce que la dessication lui fait perdre presque toutes ses propriétés, qui varient tellement d'ailleurs, suivant l'époque à laquelle on l'a recueillie, le temps plus ou moins long écoulé depuis sa récolte, qu'on peut avoir ainsi une plante délétère, à propriétés équivoques, ou complètement inerte, suivant qu'elle est fraiche, sèche ou vieille.

Toutefois, elle est employée dans les pays du Nord, dans les cas où la grande ciguë l'est chez nous.

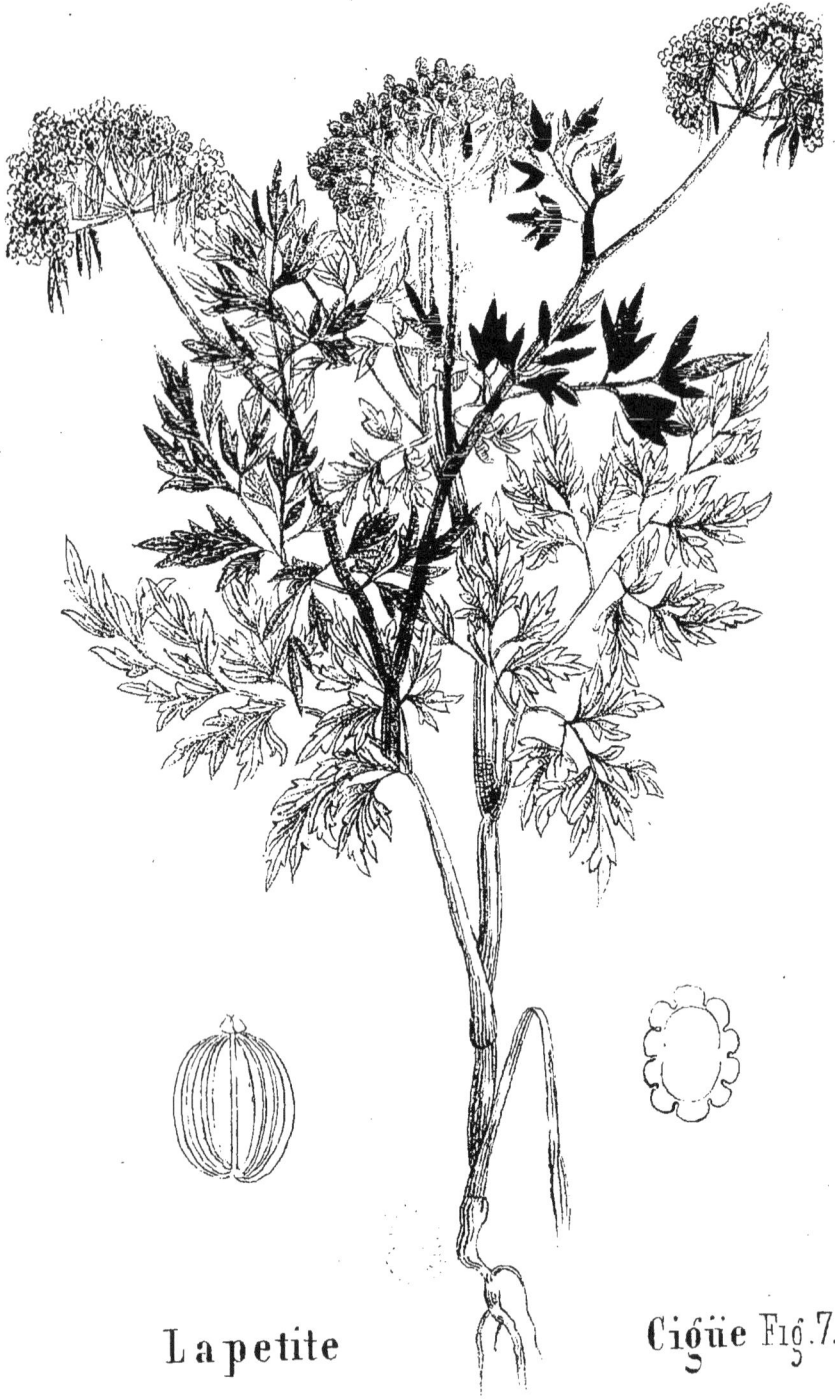

La petite   Cigüe Fig.7.

FAMILLE DES OMBELLIFÈRES.

ÆTUSE DES JARDINS.
(Figure 6.)

LATIN : *Æthusa cynapium.*
VULGAIREMENT : *Petite ciguë, Faux persil,
Pierrasset-au-tsin.*

On rencontre fréquemment cette plante
dans les jardins, les champs, les décombres.

Sa Racine est blanche, pivotante et un
peu pointue.

Sa Tige, haute de un à deux pieds, est droite, rameuse, ferme, arrondie, fistuleuse, striée, glabre, verte; elle n'a pas de taches comme la grande ciguë.

Les Feuilles sont alternes, à pétioles qui s'engainent plus ou moins sur la tige; elles sont deux ou trois fois aîlées, à folioles pinnatifides, pointues, luisantes, d'un vert foncé en dessus, un peu moins en dessous.

Les Fleurs paraissent de juillet en septembre; elles sont blanches, disposées en ombelle plane sans collerette générale, formée de dix à vingt rayons; chaque ombelle partielle a de trois à quatre folioles capillaires, longues et pendantes du côté extérieur.

La Corolle est à cinq pétales en cœur, très-échancrés et inégaux, dont les deux extérieurs sont plus grands que les trois autres; les étamines au même nombre que les pétales, ont leurs anthères blanches et arrondies.

Le Fruit est ovoïde-arrondi, formé de

deux coques à cinq côtes épaisses, qui de jaunâtres deviennent brunâtres vers la maturité.

L'odeur de la petite ciguë est peu nauséabonde, mais si on la froisse entre les doigts, son odeur devient beaucoup plus forte. Quoique cette plante ne soit pas aussi dangereuse que les ciguës proprement dites, elle possède aussi quelques-unes de leurs propriétés vénéneuses, et l'on doit se tenir en garde contre ses effets.

La ressemblance des feuilles de cette plante avec celles du persil et du cerfeuil, et leur présence dans les mêmes lieux a souvent causé de fatales méprises.

La petite ciguë diffère du persil :

1° Par des tiges violettes ou rougeâtres ;

2° Par des feuilles d'un vert noir, plus foncé en dessus qu'en dessous ;

3° Par deux pétales extérieurs plus grands que les autres ;

4° Par trois ou quatre folioles linéaires et pendantes de l'involucelle, et enfin par l'odeur désagréable des feuilles lorsqu'on les froisse entre les doigts.

Les principaux symptômes d'empoisonnement par la petite ciguë, sont : resserrement de la mâchoire, nausées, une soif ardente, des vertiges, le délire, des convulsions plus ou moins violentes, des vomissements, de violentes douleurs de tête, d'estomac et d'entrailles; un assoupissement profond, enflure livide de tout le corps et l'engourdissement dans les membres. Une ou deux heures après l'introduction du poison dans le corps, les symptômes nerveux se manifestent et persistent jusqu'au dernier moment.

Après la mort, les vaisseaux du cerveau sont gorgés de sang noir.

Les premiers soins à donner sont : de provoquer les vomissements; ensuite des boissons acidulées, telles que du jus de citron ou du vinaigre mêlé d'eau; mais si l'empoisonnement existe depuis plusieurs jours, il faut éviter tous moyens irritants et n'employer que l'eau tiède, crainte d'inflammation, s'il en existait déjà quelques signes, il faudrait recourir aux boissons mucilagineuses, telles que celles préparées avec la graine de lin, de l'orge, des feuilles de mauves ou d'althæa, et ensuite les boissons acides.

Il suffit même d'éprouver un malaise, après avoir pris quelques aliments dans lesquels on pourrait craindre qu'on ait introduit par méprise de la petite ciguë, pour qu'il soit prudent de recourir au médecin.

Un garçon de six ans ayant mangé, à quatre heures du soir, des feuilles de petite ciguë, qu'il avait prises pour du persil, il commença aussitôt après à pousser des cris d'angoisse, à se plaindre de crampes d'estomac, de violentes douleurs de tête et de ventre; pendant qu'on le portait de la campagne chez son père, tout son corps devint excessivement enflé et livide, sa respiration était de moment en moment plus difficile et plus courte ; au bout de six heures la mort termina ses douleurs.

Cette plante est sans usage en méde-cine.

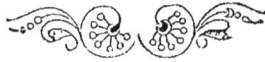

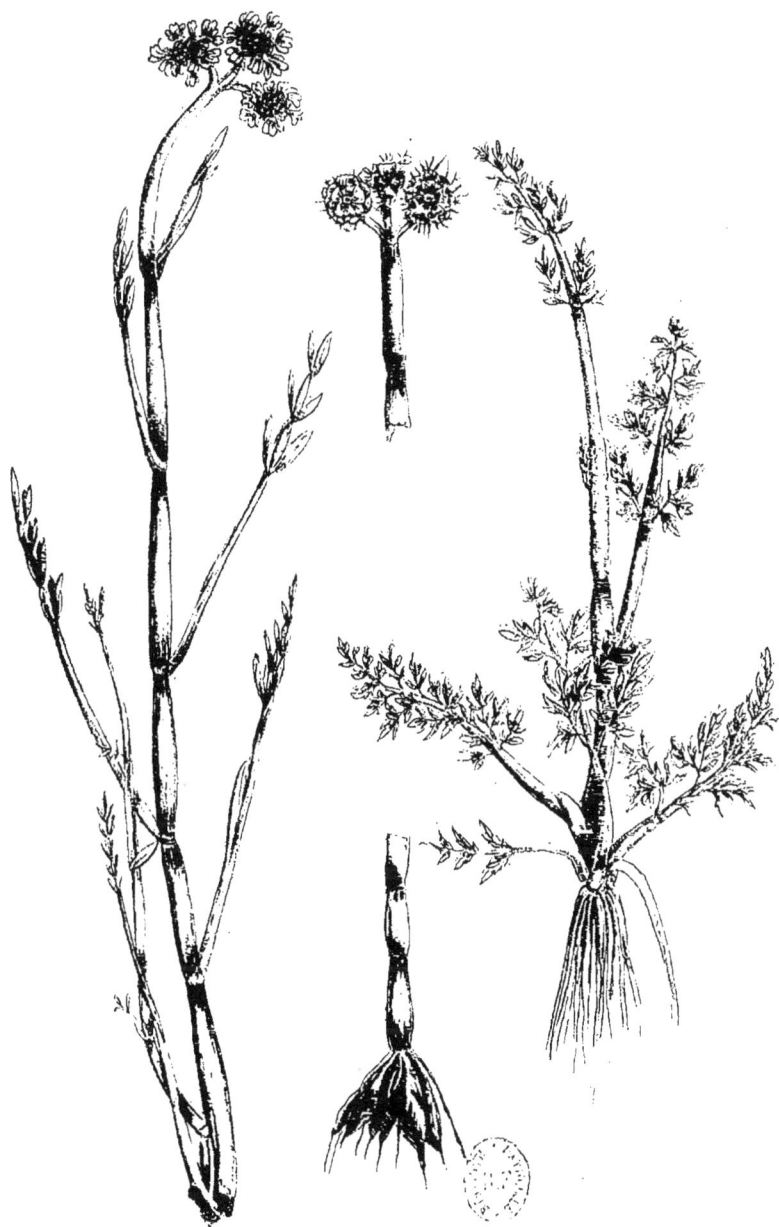

Oenanthe fistuleuse, Fig. 4.

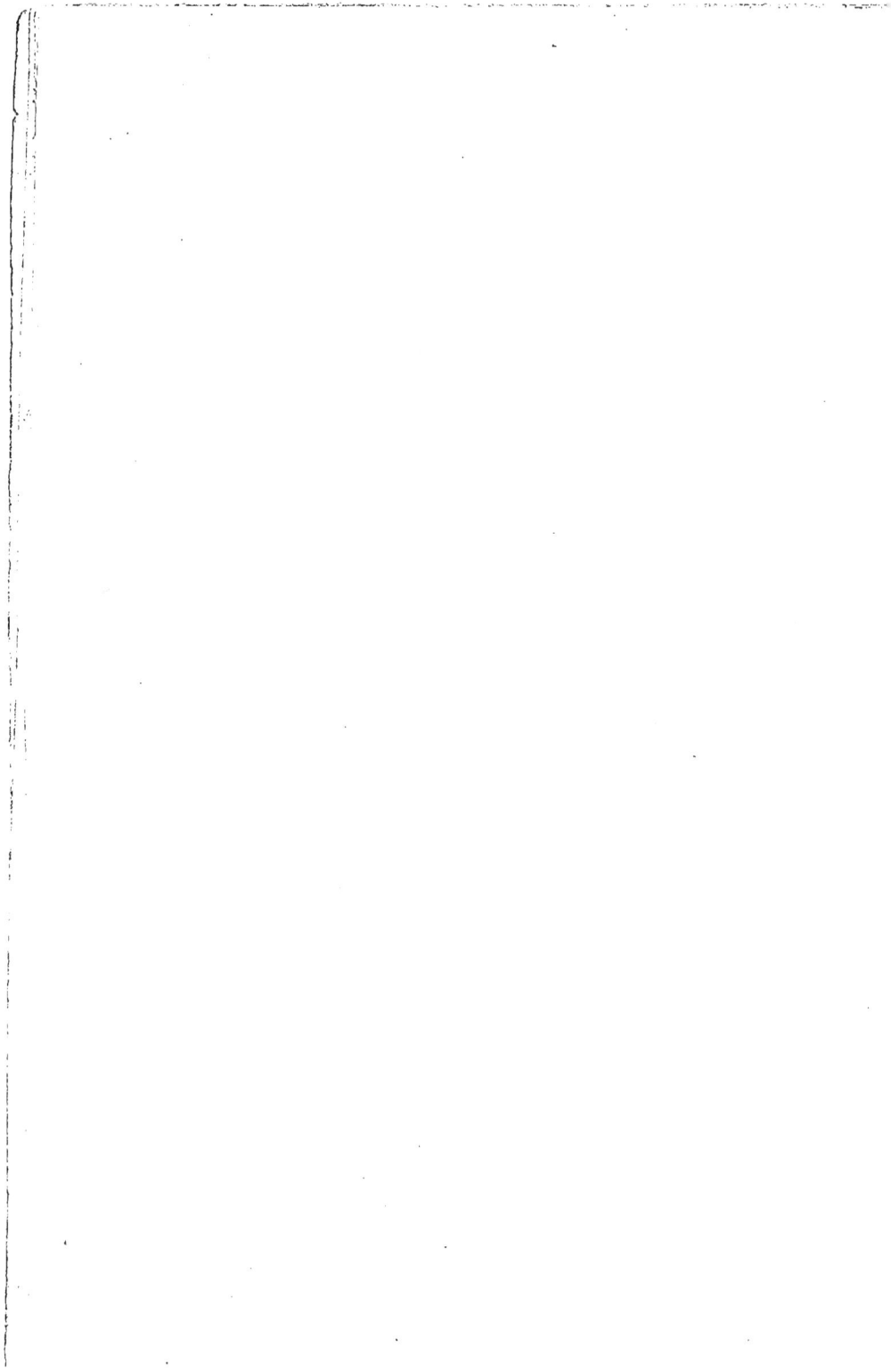

OENANTHE FISTULEUSE.

(Figure 7.)

LATIN : *OEnanthe fistulosa.*
VULGAIREMENT : *Filipendule aquatique.*

L'œnanthe se trouve abondamment dans les fossés, dans les eaux stagnantes.

Racine formée d'un faisceau de fibres et un peu tuberculeuse dans sa partie supérieure.

Tige cylindrique, striée, lisse, droite, fistuleuse, glabre', haute de un à deux pieds.

Feuilles allongées supportées par des pétioles fistuleux ; les inférieures sont deux fois aîlées, tandis que les supérieures sont simplement pennées, à folioles petites et linéaires.

Fleurs blanches à pétales souvent iné-gaux, formant une ombelle composée or-dinairement de trois rayons, qui soutien-nent chacun une ombelle partielle très-serrée et plane. La collerette universelle manque ou bien n'est formée que d'une seule foliole.

Les Fruits, à leur maturité, forment une tête globuleuse et hérissée; chacun d'eux est ovoïde, couronné par les cinq dents du calice, et porte deux styles droits et persistants.

C'est surtout des fruits et de la racine qu'il faut se défier. L'espèce la plus à craindre de ce genre de plante est l'œnan-the à suc jaune *(œnanthe crocota)* : heu-

reusement qu'elle ne croît pas en Suisse :
on la trouve dans la France occidentale ;
ses effets sont plus terribles que ceux de
la ciguë.

En général, il faut se défier de toutes
les ombellifères qui croissent dans les terrains marécageux.

Cette plante n'est jamais broutée par le
bétail.

On lit dans la *Gazette médicale* un
empoisonnement extraordinaire causé par
la racine de l'œnanthe. Vingt-un condam-
nés étaient employés à travailler sur le
bord du canal de l'arsenal de Woolwich ;
à onze heures, huit ou dix d'entre eux
s'étaient approchés, pour nettoyer leurs
outils, d'un étang voisin, où il y avait
une assez grande quantité d'œnanthe.
L'un d'eux, prenant cette plante pour du
céleri, en arrache un pied, le lave, le
goûte et en offre à ses compagnons, qui,
aussitôt, en arrachent une grande quantité qu'ils mangent et distribuent à tous
les autres ouvriers. A onze heures et vingt

minutes, au moment où ils allaient se
mettre en rang pour aller dîner, et pendant que plusieurs mangeaient encore de
ces racines, l'un d'eux fût pris subitement
de convulsions qui ne durèrent que peu
de temps, mais lui laissèrent une extrême
pâleur, un aspect hagard, elles ne tar-
dèrent pas à le reprendre. Pendant qu'on
s'occupait de lui, un second individu tom-
bait dans le même état, puis un troisième,
puis un quatrième. Arrivé à midi moins
un quart, pour leur donner des secours,
M. le docteur Bossey trouva neuf hommes, tous jeunes et forts, se débattant
dans de violentes convulsions et sans connaissance. Trois, dans l'état le plus déplo-
rable, étaient sous le hangar; trois ve-
naient de tomber dans la cour, et trois
autres se débattaient sur le pont du na-
vire.

Des trois premiers, Wilkison était évi-
demment mourant; la face congestionnée
et livide, l'écume sanguinolente sortait de
sa bouche et de ses narines; son insensi-

bilité ne laissait aucun espoir. Tout ce qu'on put faire fut de lui soulever la tête et les épaules ; au bout de cinq minutes, il était mort. Knigt, le second, qui avait eu de violentes et nombreuses convulsions, était presque dans le même état apoplectique, sans connaissance et sans parole ; les pupilles dilatées, la face tuméfiée et livide, respirant avec peine. Ne pouvant rien lui faire avaler, on écarte avec force la mâchoire inférieure et on établit dans son estomac, au moyen de la pompe gastrique, un double courant d'eau tiède qui entraîne quelques feuilles ; mais la violence des spasmes ne permet que difficilement la manœuvre de l'instrument. Il meurt au bout d'un quart d'heure. Le troisième, Wilson, s'était aidé à porter les deux premiers ; et quand il fut arrivé près de la cour, on le vit pâlir et être pris de convulsions tellement violentes, que plusieurs hommes très-robustes avaient peine à le retenir. Après l'accès, il resta tranquille, reprit un peu connaissance et put

avaler une solution émétique de sulfate
de cuivre. Il n'y eut pas de vomissements;
les convulsions recommencèrent et il ex-
pira à midi.

Des vomitifs de sel et de moutarde, administrés à ceux qui étaient tombés dans
la cour, amenèrent des vomissements
abondants et quantité de racines; trois
d'entre eux succombèrent encore, les autres se rétablirent après un temps plus ou
moins long.

Malgré les propriétés énergiques de
cette plante, elle n'est pas employée en
médecine. Elle paraît ne pas avoir été assez étudiée pour en faire usage.

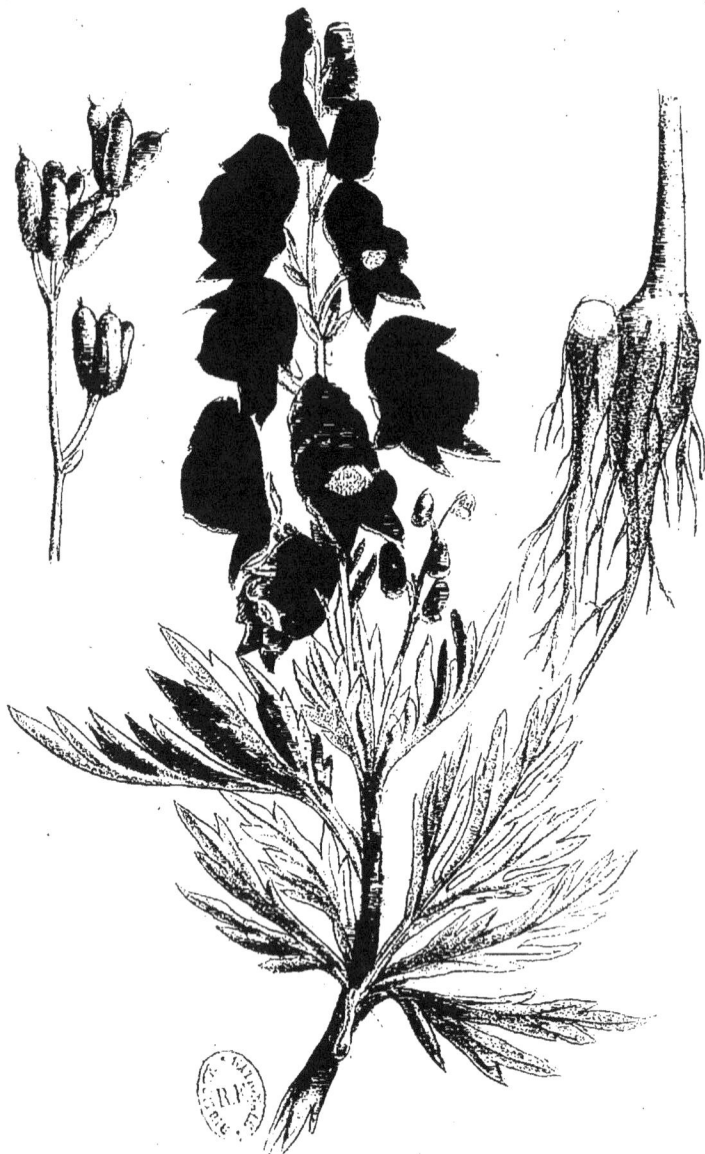

L'aconit napel, Fig 8.

FAMILLE DES RENONCULACÉES.

———◦•◦———

ACONIT NAPEL.
(Figure 8.)

LATIN : *Aconitum napellus.*
VULGAIREMENT : *Coqueluchon , Madriette ,
Capuchon-de-moine, Char-de-Vénus.*

———◦•◦———

Cette jolie plante, cultivée dans les jardins pour la beauté de ses fleurs, appartient à la famille des renonculacées; on la trouve dans les lieux humides, les pâturages près des bois; elle est très-commune dans les Alpes et le Jura.

La Racine est pivotante, brune-noirâtre, formée de deux ou trois tubercules ressemblant à un navet.

Sa Tige est haute de deux à trois pieds, simple à la base, ramifiée vers le haut, en rameaux dressés et disposés en pyramides.

Les Feuilles sont palmées, divisées profondément en cinq lanières linéaires, pointues, glabres, luisantes, d'un vert foncé en dessus, plus clair en dessous; les feuilles florales sont sessiles, tandis que les autres sont pétiolées.

Les Fleurs paraissent en juillet et août; elles sont bleues ou d'un violet foncé, disposées en belles grappes pyramidales, portées sur des pédoncules d'autant plus longs qu'elles sont plus éloignées.

Le Calice est formé de cinq folioles bleues, dont la supérieure, plus développée que les autres, est recourbée en forme de casque et renferme les pétales proprement dits, dont les deux supérieurs, sous la forme de petits capuchons roulés en dehors, sont portés sur un long filet arqué, tandis que les inférieurs ont la forme de petites écailles ; les étamines sont nombreuses, courtes, recourbées en dehors autour d'ovaires oblongs, surmontés de styles à stigmates simples.

Les trois Ovaires se changent en capsules renfermant de petites semences noires.

Cette plante répand une odeur faiblement vireuse ; sa saveur qui est douce d'abord, devient ensuite âcre et piquante.

Les principaux accidents que l'aconit détermine, sont : les vomissements, des convulsions, des frissons ; des vertiges, dilatation de la pupille, tuméfaction de la face, engourdissement des gencives et des lèvres et quelquefois la gangrène.

La ressemblance de la racine de l'aconit avec un petit navet, a causé de funestes méprises.

Le docteur Pallas rapporte que quatre

personnes ayant bu une espèce d'elixir, où l'on avait mis de la racine d'aconit au lieu de celle de livèche, trois d'entre elles moururent au bout de trois heures : on trouva le cerveau et les ventricules gorgés de sérosités, les poumons remplis de sang, l'estomac très-enflammé, quoique sans ulcération.

Matthiole raconte l'histoire d'un criminel condamné à mort, à qui l'on fit manger de cette racine, pour essayer quelques antidotes qu'on proposait contre ce poison. Cet homme y trouva d'abord un goût de poivre un peu fort; au bout de deux heures, il fut saisi de vertiges et de si violentes commotions de cerveau, qu'il s'imaginait avoir la tête pleine d'eau bouillante; cet état fut suivi d'une enflure générale de tout le corps; le visage devint livide et des convulsions terribles terminèrent bientôt la vie et l'espérance de ce malheureux.

Il serait facile de multiplier les exemples, mais ce que nous avons dit est suffisant pour engager toute personne prudente, à se mettre à l'abri d'accidents aussi funestes, d'autant plus dangereux, qu'on cultive cette plante dans les jardins.

Une autre espèce d'aconit est assez commune dans les Alpes et le Jura; c'est l'aconit tue-loup (*aconitum lycoctanum*). Sa racine est grande, tubéreuse et poussant des fibres; ses feuilles sont beaucoup plus larges que celles de l'aconit napel; les fleurs sont jaunes, velues, disposées en épi clair-semé sur la tige.

Cette plante, toutefois à un moindre degré, recèle les propriétés dangereuses communes à toutes les espèces de ce genre; mais, en général, le suc des aconits à fleurs jaunes est moins énergique que celui des aconits à fleurs bleues. Autrefois, l'on empoisonnait les flèches avec du suc d'aconit, et l'on détruisait les animaux en mêlant ce poison avec l'appât, de là, sans doute, le nom de tue-loup.

L'aconit napel est le seul employé en médecine. On en prépare un extrait, soit aqueux, soit alcoolique. Plusieurs mala-

dies ont souvent cédé à cet agent dangereux, telles sont le rhumatisme chroni-
que, la douleur sciatique, les affections
squirrheuses, dartreuses, etc.

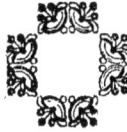

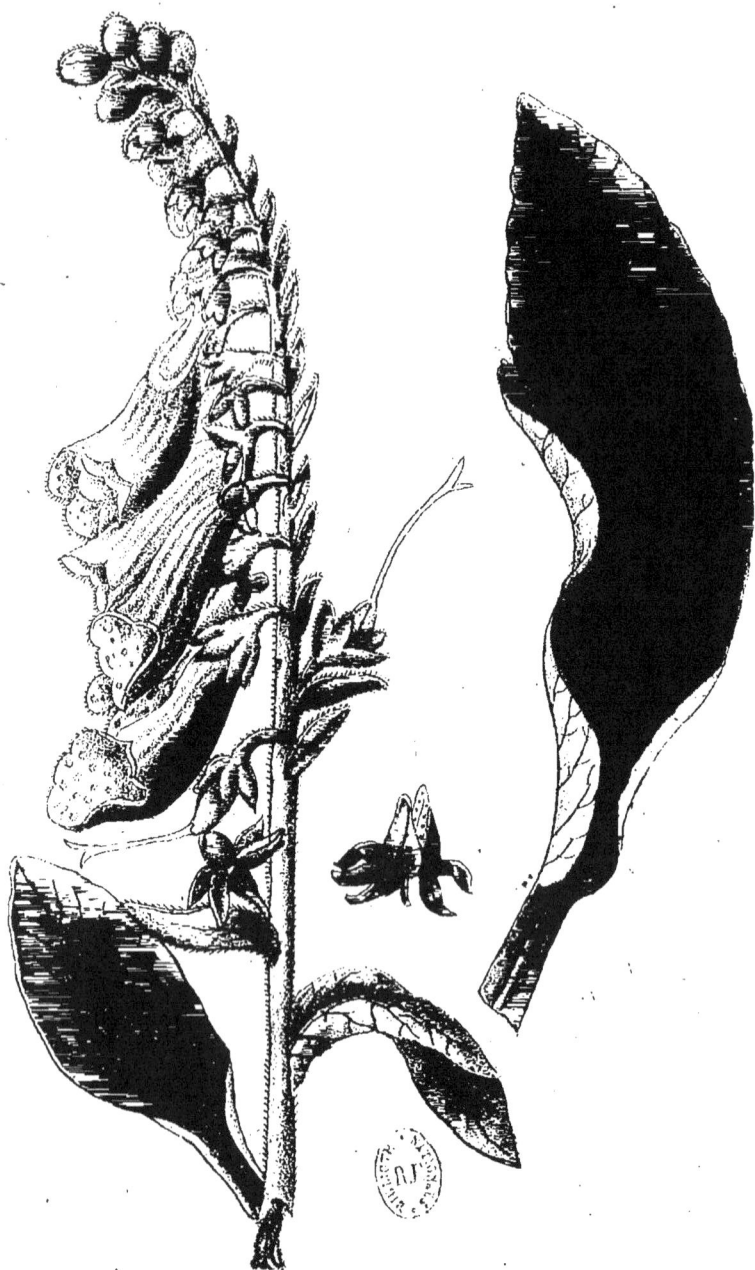

La Digitale poupre, Fig. 12.

—◦◦—

DIGITALE POURPRÉE.

(Figure 9.)

LATIN : *Digitalis purpurea.*

VULGAIREMENT : *Gantelée, Gant de Notre-Dame.*

—◦◦—

La digitale, originaire de la Forêt-Noire, ne croît pas spontanément en Suisse; on la cultive dans les jardins pour l'élégance et la beauté de ses fleurs; elle appartient à la famille des personées.

La Racine est fusiforme, rougeâtre et rameuse.

La Tige est haute de deux à quatre pieds, ronde, garnie d'un duvet doux.

Les Feuilles sont entières, très-grandes, pointues, ovales, lancéolées, crénelées, rétrécies en un long pétiole; d'un vert terne en dessus, et blanchâtres et cotonneuses en dessous; les feuilles de la tige diminuent peu à peu de grandeur; les supérieures sont petites et sessiles.

Les Fleurs sont grandes, purpurines, tachetées dans leur intérieur, pendantes, tournées d'un seul côté, formant par leur réunion une grappe simple qui s'allonge pendant la floraison.

Le Calice est à cinq lobes, ovales-lancéolés; porté sur un court pédoncule, ayant une bractée à son origine.

La Corolle est quatre lobes soudés dans leur longueur, dont trois sont courts et obtus; l'inférieur plus grand est quelquefois échancré; l'ensemble est en forme de gant, ventru, grand, garni à l'intérieur

de quelques poils longs, tigré d'une quantité de taches d'un pourpre noirâtre, en-
tourées de blanc; quatre étamines, dont
deux plus courtes, portant des anthères à
deux lobes; un style simple à stigmate
bifide.

Fruit; une capsule ovale, pointue, à
deux loges contenant une quantité de
graines.

La digitale a une odeur un peu forte,
les feuilles ont une saveur âcre et amère
qui excite la salivation et provoque le vomissement : c'est en elles que paraissent
concentrées les propriétés énergiques de
cette plante. Donnée à forte dose, elle
occasionne des nausées, des vomissements,
des insomnies, des vertiges et des sueurs
froides. Après quinze ou vingt heures, le
pouls baisse et l'on éprouve de la difficulté à respirer.

En cas d'empoisonnement, le traitement
indiqué par M. Orfila consiste à faire re-
jeter le poison par un vomitif peu étendu,
ou un purgatif; lorsque le poison sera

vomi, on donnera de l'eau vinaigrée ; il faudra combattre ensuite les symptômes inflammatoires, par des infusions de fleurs pectorales , l'eau de gomme , et terminer le traitement par des amers.

Deux autres espèces de digitale ornent de leurs fleurs jaunes , les terrains rocailleux de la plaine et de la montagne ; l'une de ces espèces est la digitale à grandes fleurs, dont la tige est droite, simple et un peu velue ; les feuilles sont lancéolées , pointues, embrassantes, glabres en dessus, velues sur leur bord et leurs nervures ; celles du sommet de la plante sont larges, presque ovales ; la corolle est grande , ventrue, évasée à son ouverture ; d'une couleur jaunâtre, veinée ou même tachée de pourpre dans son intérieur.

L'autre espèce est la digitale à petites fleurs ; les feuilles sont étroites , les fleurs petites, peu ventrues, sans taches à l'intérieur ; de couleur pâle ; elles forment sur la tige un épi long et très-garni ; toute cette plante est glabre.

La digitale pourprée est la seule espèce employée, et encore ne fait-on usage que des feuilles. On l'administre enfin en poudre ou en infusion. Ce médicament est employé dans l'hydropisie de la poitrine, du ventre ou de tout le corps. Elle excite puissamment la sécrétion des urines. Il agit aussi sur le cœur, dont il ralentit les pulsations, ou les accélère, suivant quelques auteurs. Peut-être même que, suivant les cas, ces deux actions peuvent avoir lieu. Il faut être prudent dans son emploi.

FAMILLE DES AROÏDÉES.

GOUET.
(Figure 10.)

LATIN : *Arum maculatum.*
VULGAIREMENT : *Pied-de-veau , Girou ,*
Pi-de-vi , Fuseau.

Il n'est personne qui ne connaisse le gouet ordinaire. Cette singulière plante est commune dans les bois humides, les haies et les lieux ombragés.

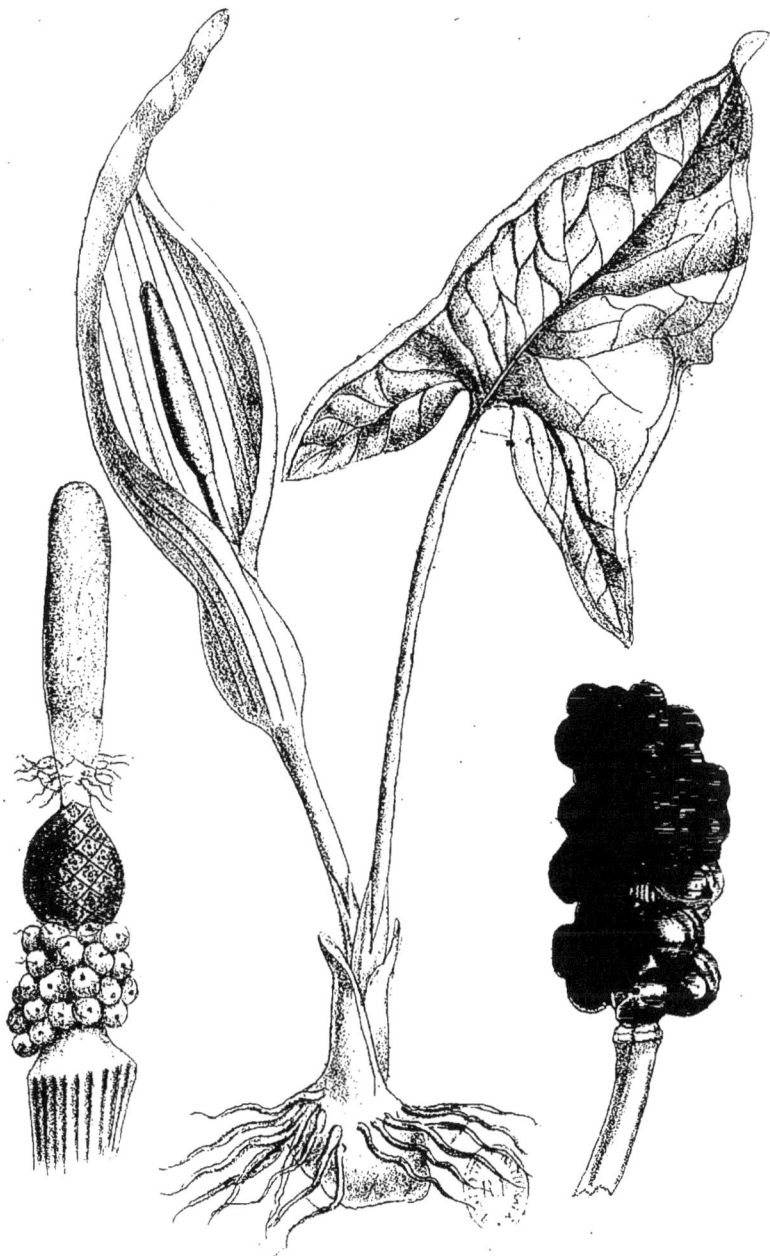

Le Gouet, Fig. 13

Racine grosse , tubéreuse , arrondie, munie de quelques fibres ; brune en dehors, charnue et donnant un suc blanc lorsqu'on la coupe.

Hampe ou *Tige* de six ou sept pouces.

Feuilles grandes, pétiolées, entières, lisses , luisantes , vertes , souvent tachées de brun ; ayant la forme d'un fer de flèche, c'est-à-dire prolongées de chaque côté de la base en deux oreillettes, représentant grossièrement l'empreinte que le pied de veau laisse sur le sol ; de là son nom vulgaire.

Fleur renfermée dans une grande enveloppe , soit spathe , disposée en cornet, contenant un spadice en massue, ayant au milieu une colerette de filaments , en dessous un anneau formé de beaucoup d'anthères ; enfin une quantité d'ovaires sessiles garnissent la base de ce spadice d'un blanc jaunâtre passant au rouge ; il tombe lorsque les ovaires sont arrivés à la maturité.

Fruit ; baies arrondies , succulentes, d'un rouge vif , disposées en épi serré ;

5

elles contiennent chacune deux semences
dures.

Toutes les parties de cette plante contiennent un suc brûlant; elles ont une odeur
forte, piquante, qui détermine sur la langue une irritation très-forte, que l'huile
d'olive adoucit : cette propriété caustique
réside principalement dans la racine ; aussi
purge-t-elle violemment; on l'emploie
maintenant fort peu dans l'art de guérir,
et pour qu'elle ne produise pas de fâcheux
accidents, il faut qu'elle soit ordonnée par
un médecin expérimenté.

Lorsque la racine est sèche, elle perd
beaucoup de son âcreté ; réduite en poudre
au moyen de la râpe, on en obtient un
aliment sain, aussi nourrissant que la
pomme de terre.

Quelques personnes emploient la racine
de gouet pour transformer en vinaigre le
vin trop faible. Il entre dans la composition
d'une pâte qui remplace, quoique bien im-
parfaitement, le savon pour le blanchis-
sage.

Le suc de la racine fraiche a été indiqué pour faire disparaître les taches de rousseur ; mais les personnes qui seraient tentées d'en faire usage devront tenir compte de la grande inflammation que ce moyen peut déterminer.

On lit dans la *Médecine légale*, que les feuilles de cette plante, prises par des enfants pour des feuilles d'oseille, causèrent un gonflement considérable de la langue ; de là, empêchement d'avaler, puis de violentes convulsions, et enfin la mort.

FAMILLE DES RENONCULACÉES.

RENONCULE SCÉLÉRATE.

(Figure 11.)

LATIN : *Ranunculus sceleratus.*

VULGAIREMENT : *Renoncule des marais, Grenouillette aquatique, Herbe sardonique.*

Toutes les renoncules sont plus ou moins âcres et corrosives , surtout l'espèce dont nous allons nous occuper; elle croît en abondance dans les marais , sur les bords

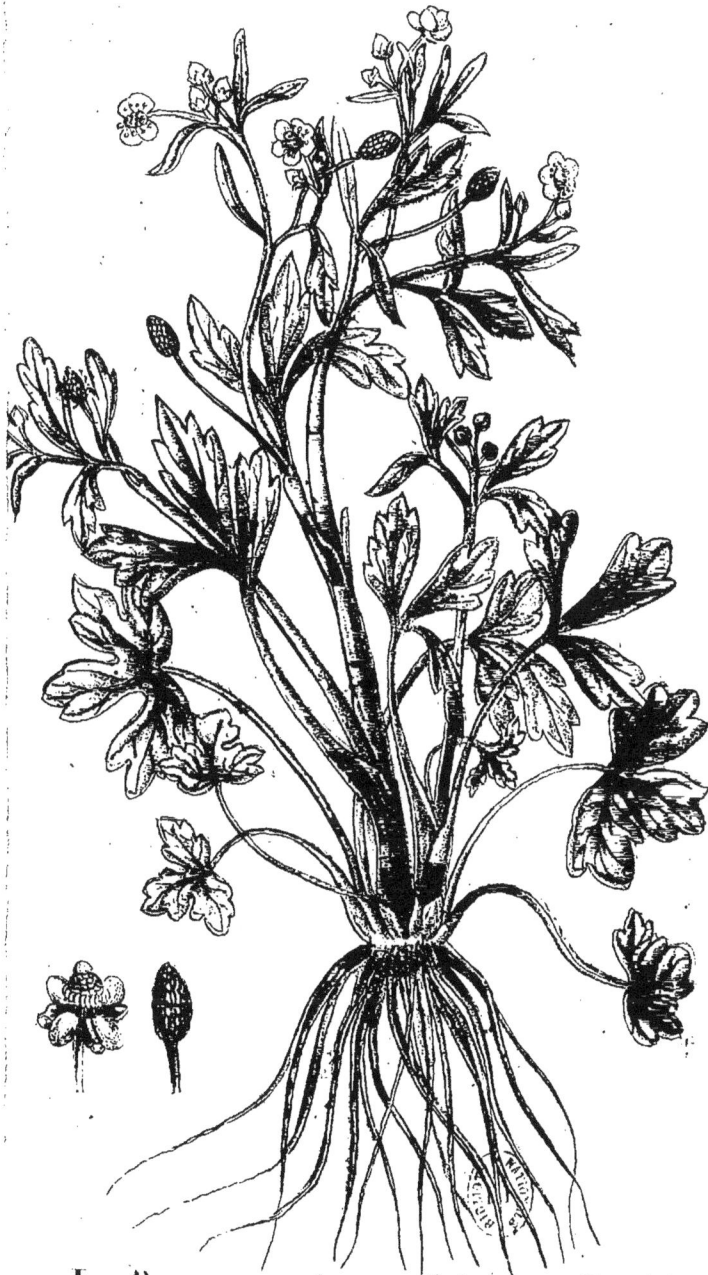

La Renoncule scélérate Fig. 14

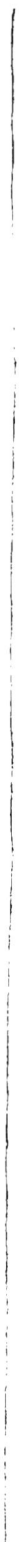

des étangs , dans les mares et les fossés remplis d'eau bourbeuse.

Racine formée d'un grand nombre de fibres allongées ; elle est moins âcre et corrosive que le reste de la plante.

Tiges de un à deux pieds, droites, tendres, fistuleuses, lisses, glabres, quelquefois petites et simples, mais le plus souvent très-rameuses.

Feuilles radicales, pétiolées, profondément divisées en trois ou cinq lobes dentés ; la base des pétioles est élargie par une espèce d'appendice membraneuse ; les feuilles supérieures sont sessiles à découpures allongées et droites.

Fleurs paraissant de juin en septembre ; elles sont jaunes, petites, nombreuses au sommet des rameaux, où elles forment, sur des pédoncules courts et minces, une sorte de panicule foliacée.

Calice à cinq sépales ovales, colorés, concaves, un peu velus et réfléchis sur le pédoncule.

Corolle un peu plus grande que le calice

et à cinq pétales ovales, arrondis au sommet, munis à la base interne d'une petite glande ; beaucoup d'étamines moins longues que les pétales ; plusieurs styles sur autant d'ovaires réunis.

Le Fruit est petit, arrondi, disposé en épi allongé et conique ; chaque carpelle a ses faces rugueuses.

Cette plante tient le premier rang parmi les poisons âcres, d'où lui est venu son nom de scélérate. Son suc frais irrite les yeux et le nez, provoque l'éternuement et l'écoulement des larmes. Appliqué sur la peau, il peut déterminer des accidents très-graves, tels que la gangrène, des ulcères si difficiles à guérir qu'on ne saurait mettre trop de précaution dans son emploi ; il n'y a plus que les charlatans qui aient la témérité de faire usage de cette plante.

Si les accidents qui viennent d'être signalés étaient le résultat de l'emploi imprudent de cette renoncule, on s'efforcerait d'en diminuer la gravité par des applications émollientes, telles que les mauves, la farine de lin, etc.

Si une méprise avait fait avaler quelque partie de cette plante, il faudrait se hâter d'en prévenir les effets par des vomissements, en portant les doigts au fond de la bouche et en faisant boire abondamment, soit de l'eau tiède, soit des boissons émollientes de mauves, ou de graines de lin.

Les feuilles mâchées produisent dans la bouche une chaleur brûlante; la langue et la gorge se crevassent: il y a écoulement prodigieux de salive, disparition passagère du goût, et rougeur des gencives; lorsqu'on avale quelque partie de la plante, on ressent au gosier une douleur continuelle et brûlante; l'estomac se paralyse et de violentes douleurs se font ressentir au bas-ventre.

Les autres espèces de renoncules dont il faut craindre les effets sont:

1° La *Renoncule thora*, qui croît sur les sommités du Jura et des Alpes; elle se distingue par ses tiges droites, nues jusque

vers le sommet, terminées par un ou deux
rameaux à une ou deux petites fleurs. Les
feuilles sont sessiles, arrondies, crénelées.
On trouve, sous les fleurs, une bractée ou
petite feuille découpée, à trois ou quatre
lobes.

Cette plante est très-vénéneuse. Les Gaulois empoisonnaient leurs flèches avec son
suc.

2° La *Renoncule flammette*, petite doue
(*R. flammula*). Les feuilles sont lancéolées et linéaires ; les fleurs sont jaunes,
petites. Cette espèce de renoncule est abondante dans les endroits sablonneux, dans
les prés humides, sur les bords des lacs.
Les animaux ne la mangent pas, ils la laissent, par belles touffes, s'élever au sein
des pâturages.

3° La *Renoncule bulbeuse* (*R. bulbo-
sus*). Toutes ses parties sont extrêmement
caustiques, surtout sa racine qui est arrondie et munie de nombreuses radicelles ; les
prairies, les lieux humides sont couverts
de cette plante où leurs corolles brillent

d'un beau jaune ; elle se distingue par son calice réfléchi.

4° La *Renoncule âcre (R. acris)*. Très-commune dans les prés et les pâturages ; sa tige est fistuleuse ; ses feuilles radicales sont pétiolées, légèrement velues, palmées, découpées en lobes pointus, celles de la tige sont plus découpées, et les supérieures sont partagées en trois lanières étroites. Les fleurs sont terminales, d'un beau jaune : les pétales sont luisants et comme vernissés. On la cultive dans les jardins sous le nom de bouton d'or.

5° La *Renoncule des glaciers (R. glacialis)*. Les feuilles radicales sont charnues et à long pétiole ; les fleurs sont blanches ou un peu purpurines ; le calice est chargé de poils luisants et roussâtres.

Quelques personnes recueillent cette plante pour en faire une infusion, qu'elles estiment très-bonne pour provoquer la transpiration, en cas de pleurésie et de rhumatisme ; cette boisson, même très-étendue d'eau, est fort dangereuse ; la plus légère erreur dans la dose peut porter le trouble dans les organes de la digestion, et causer la mort.

Le principe vénéneux que les renoncules renferment est très-volatil ; l'ébulition et la dessication le leur font perdre ; elles cessent alors d'être malfaisantes.

Quoique dans certains endroits on mange les feuilles de la renoncule rampante, et celles de la renoncule printannière, je crois qu'il y aurait prudence à ne pas en faire usage ; c'est d'ailleurs une pauvre nourriture.

Les anémones qui, au printemps, embellissent de leurs fleurs élégantes les rochers et les campagnes, les adonis, les clématites, les pieds-d'alouettes, participent toutes, plus ou moins, aux propriétés caustiques de la famille des renonculacées, à laquelle ces plantes appartiennent.

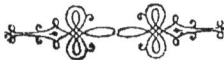

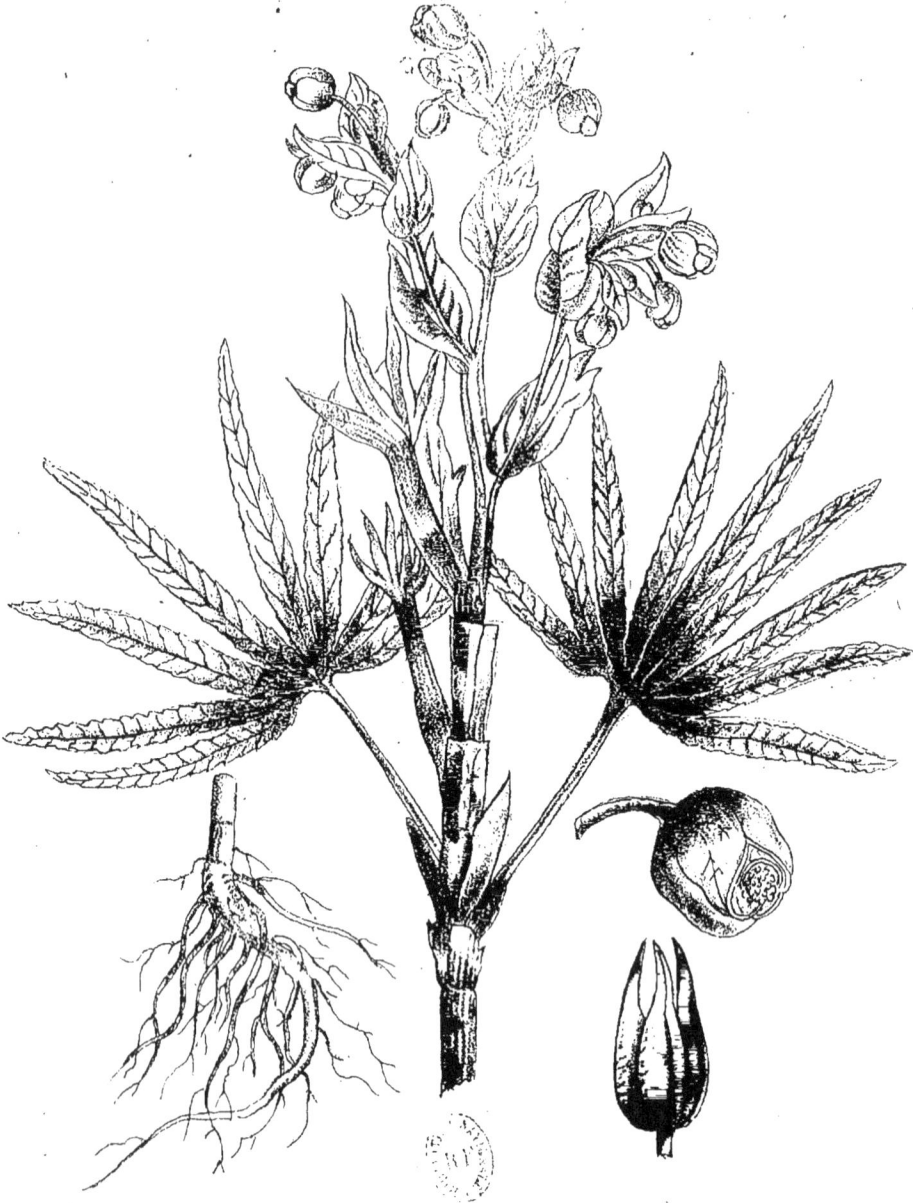

Hellèbore fétide Fig. 16.

FAMILLE DES RENONCULACÉES.

ELLÉBORE FÉTIDE.
(Figure 12.)

LATIN : *Helleborus fœtidus.*
VULGAIREMENT : *Pied de griffon, Pain-au-loup.*

Les plantes qui portaient ce nom chez les peuples de l'antiquité, jouissaient d'une grande réputation pour leurs vertus héroïques, et surtout pour guérir la folie; celle qui nous occupe se trouve dans les

lieux pierreux et incultes des terrains cal-
caires.

La Racine est vivace, oblongue, arrondie et fibreuse.

La Tige est haute de un à deux pieds,
droite, rameuse, arrondie, épaisse.

Les Feuilles sont alternes, coriaces,
glabres, à longs pétioles élargis à la base;
les folioles des feuilles radicales offrent
une disposition particulière; elles sont au
nombre de sept à neuf, ovales, étroites,
lancéolées, pointues, dentées en scie, d'un
vert foncé surtout en dessous; les feuilles
de la tige n'ont que trois à cinq folioles et
les supérieures n'ont plus que deux ou
trois divisions.

Les Fleurs sont vertes, bordées de
rouge, portées sur de longs pédoncules disposées en panicule, avec des feuilles florales sessiles, simples et entières.

Les cinq folioles du calice forment la
partie la plus apparente de la fleur, elles
sont ovales et colorées.

La Corolle est formée de cinq pétales

en cornet et cachés par le calice; les étamines sont nombreuses, plus grandes que
les pétales.

Le *Fruit* est composé de trois carpelles
secs, légèrement comprimés, pointus, un
peu velus, contenant plusieurs graines
arrondies et brunes.

Toute cette plante a une odeur fétide,
nauséabonde, sa saveur est désagréable;
elle purge violemment les animaux; on se
sert avec avantage de la décoction de cette
plante pour détruire la vermine du bétail
et pour entretenir les sétons des chevaux.

Il paraît qu'anciennement elle était re-
commandée comme vermifuge, mais aujourd'hui elle n'est plus prescrite.

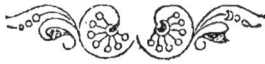

COLCHIQUE D'AUTOMNE.
(Figure 15.)

LATIN : *Colchicum autumnale.*
VULGAIREMENT : *Leugrettaz, Safran bâtard,*
Veillote, Tue-chien, Herbe aux poux.

Cette plante émaille en automne de ses
jolies fleurs les prairies humides.

Racine bulbeuse, composée de deux tubercules blancs, un charnu, l'autre barbu ;
ils sont remplis d'un suc laiteux et garnis

d'une enveloppe noire ou rougeâtre ; cette bulbe est arrondie, aplatie d'un côté, sillonnée seulement lorsque la plante est fleurie.

La Tige est représentée par la partie de la bulbe, d'où partent d'un côté les fibres radicales et de l'autre les feuilles ; c'est un disque plus ou moins épais, d'où sortent au printemps seulement des feuilles grandes, planes, d'un vert luisant, ressemblant un peu à celles du poireau.

La Fleur est grande, élégante, d'un rose purpurin, sans calice ; la corolle sort immédiatement du disque dont nous avons parlé ; elle s'allonge en un tube mince de trois à cinq pouces, s'ouvrant en entonnoir à six divisions ovales, allongées. Les étamines, au nombre de six, naissent du sommet du tube ; trois styles filiformes partant du disque se terminent à la hauteur des anthères par un stigmate trifide.

Le Fruit qui arrive en maturité au mois de mai ou de juin de l'année suivante, est une grosse capsule sèche formée de trois

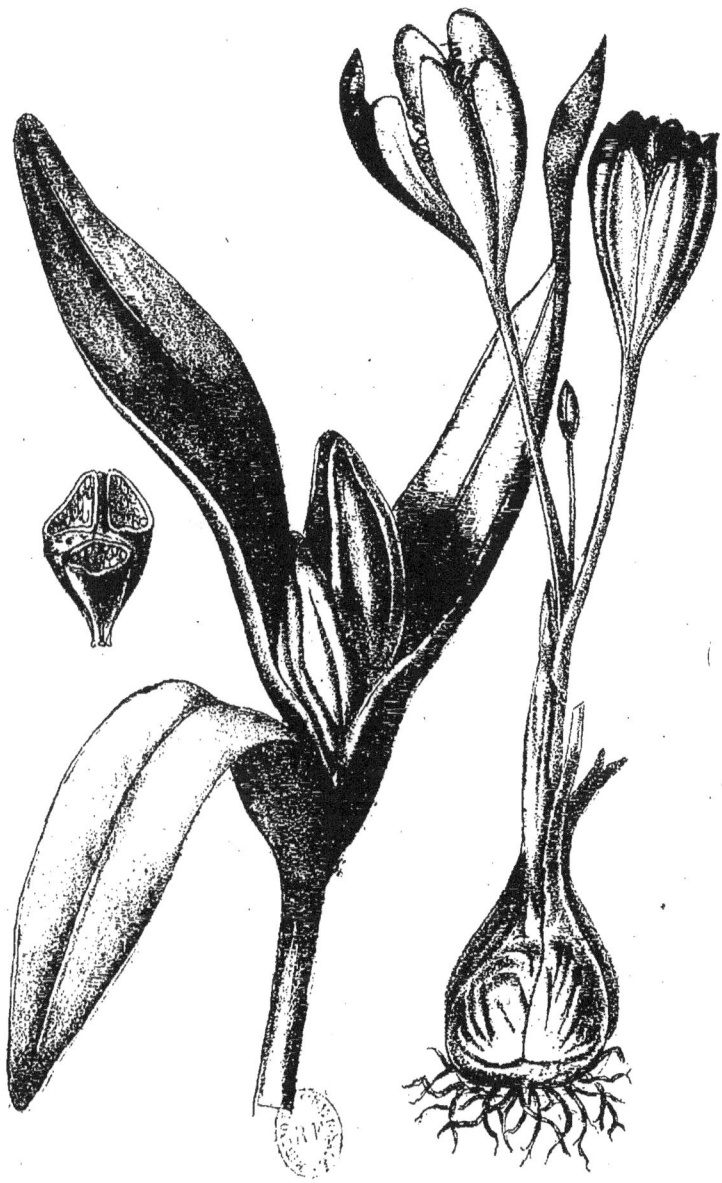

Colchique, Fig.17

carpelles réunis, contenant des graines arrondies et ridées.

A l'époque de la floraison, la racine a peu
d'odeur et une saveur légèrement amère ;
pendant l'été, l'odeur en est forte et piquante, la saveur très-âcre et corrosive.

Les symptômes d'empoisonnement de
cette plante se manifestent par une purga-
tion violente, des syncopes, une grande
inflammation de la bouche et de l'estomac,
insensibilité de la langue, raideur tétani-
que avant-coureur de la mort.

Il faut promptement remédier à ces accidents par des vomitifs, si le poison est pris
depuis peu de temps ; donner ensuite des
boissons mucilagineuses, faites de graine
de lin, d'orge, de feuilles de mauves ou
d'althéa.

M. Godet rapporte qu'en 1843, trois enfants de la Brévine ayant mangé de la fé-
cule dont la bulbe est presque entièrement
composée, en éprouvèrent de vives douleurs : l'un d'eux succomba au bout de

vingt-deux heures, et ce ne fut que par des vomissements réitérés que les deux autres furent sauvés.

Les feuilles sont sans emploi en médecine, tandis que la racine et les semences sont assez fréquemment prescrites. On prépare avec la racine un oximel et un vin de colchique, employés quelquefois avec succès dans la goutte, l'hydropisie et dans l'asthme. Mais les propriétés de cette bulbe varient tellement suivant son âge et surtout suivant le temps de sa récolte, qu'elle devient ainsi un remède sur lequel on ne doit pas compter. Il n'en est pas de même de la semence qui est employée avec beaucoup de chances de réussite dans les douleurs rhumatismales.

FAMILLE DES COLCHICACÉES.

VÉRATRE BLANC.
(Figure. 14.)

Latin: *Veratrum album.*
Vulgairement : *Ellébore, Verare, Varaine.*

Le vératre croît en abondance sur les montagnes des Alpes et du Jura.

Racine rude, charnue, fusiforme, de la grosseur du doigt et plus, d'un blanc un

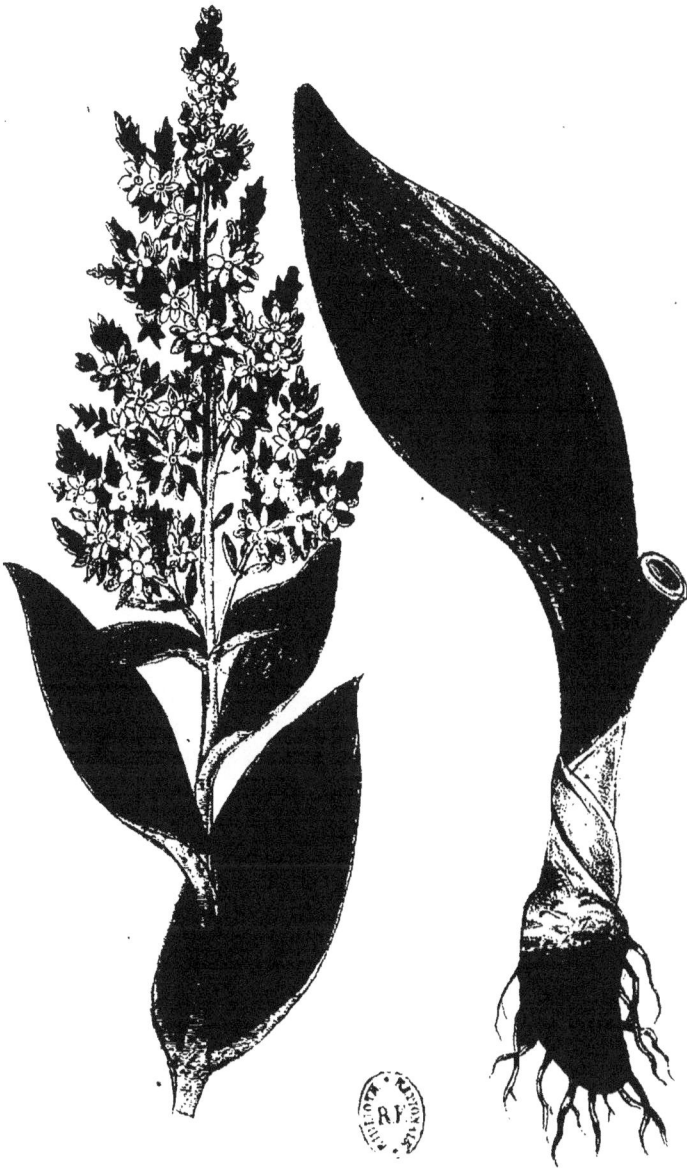

Veratre blanc Fig. 15.

peu jaunâtre en dehors, blanche en dedans.

Tige de trois à quatre pieds, droite,
forte, épaisse, ronde, creuse et un peu
velue.

Feuilles alternes, grandes, ovales ellip-
tiques, entières, glabres sur les deux sur-
faces, d'un vert clair en dessous, plus
foncé en dessus; elles sont plissées dans
leur longueur, et embrassent la tige par
les gaînes qu'elles forment à leur base.

Fleurs d'un blanc verdâtre, formant
une grande panicule étalée et rameuse par
l'assemblage de beaucoup de grappes légèrement velues; chaque fleur est à six
divisions oblongues-lancéolées, portées sur
un petit pédicelle mince, accompagnée
d'une bractée qui l'entoure à la base et se
termine en pointe, les fleurs paraissent de
juillet en août.

Fruit composé de trois capsules, contenant des semences nombreuses ovales,
oblongues.

La racine du vératre a une saveur nauséabonde, piquante, âcre; son odeur est peu sensible; mise en poudre elle fait éternuer avec violence.

Prise intérieurement, cette racine est un purgatif drastique et détermine des vomissements violents, une soif ardente, des vertiges, des convulsions, des tremblements, difficulté de respirer et une grande inflammation d'entrailles.

En attendant le secours du médecin, il faut provoquer, par tous les moyens possibles, d'abondants vomissements, en portant les doigts au fond de la bouche et en faisant boire abondamment de l'eau tiède, acidulée de vinaigre ou de jus de citron.

Cette plante, appliquée sur les plaies des chiens et des chats, est si vénéneuse, qu'elle les fait périr.

Avec la racine de cette plante, quelques personnes font un onguent dont elles se servent pour guérir la gale des hommes et des animaux. Il est dangereux de l'employer de cette manière; il en est résulté de graves accidents, pour peu qu'on en dépasse la dose. La décoction de cette racine peut servir à débarrasser les animaux de la vermine ; mais il faut prendre garde qu'elle ne soit pas trop forte, ni l'appliquer sur des chairs vives, à cause des douleurs violentes que son application provoque et même des empoisonnements qui pourraient en être la suite.

En médecine, elle est quelquefois employée contre la gale avec succès.

La gentiane, qui croît dans les mêmes lieux et qui a quelque ressemblance avec le vératre, se distingue facilement par ses fleurs jaunes.

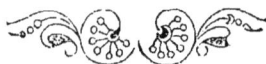

LAITUE VIREUSE.

(Figure 15.)

LATIN : *Lactuca virosa.*

Ce genre de plante fut connu dès la plus haute antiquité; il a un nom hébreu, un nom grec, un nom latin, et c'est de ce dernier, *Lactuca,* qu'est venu le nom français *Laitue,* dont l'étymologie est justifiée

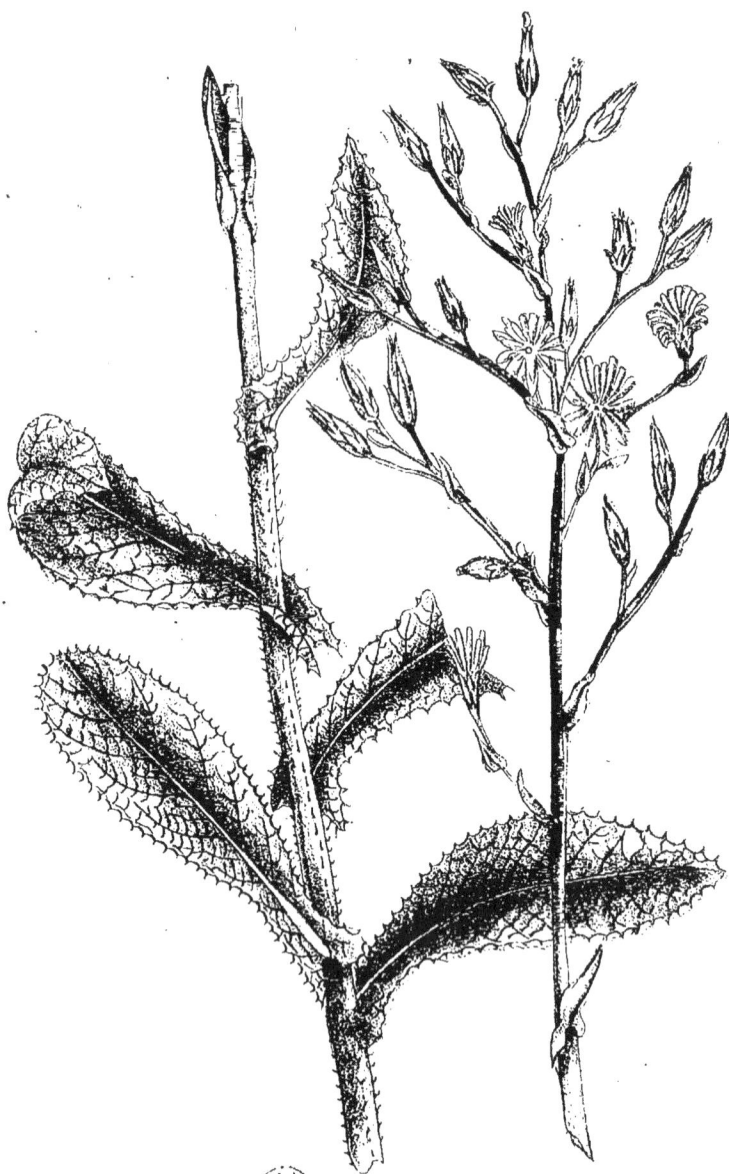

Laitue vireuse, Fig. 18.

par le suc blanc qui sort de la tige, lorsqu'on la coupe. Suivant Pline, les Grecs
complaient trois espèces de laitue : celle
à large tige, tellement large, qu'on en
faisait, disait-on, des portes de jardin; la
laitue à tige arrondie et la laitue sessile.

Aujourd'hui on en compte une vingtaine
d'espèces, parmi lesquelles nous citerons
la laitue vireuse; on la trouve dans les
lieux incultes, au bord des haies, dans les
décombres.

Racine pivotante et fibreuse.

Tige de trois à cinq pieds, à tige dressée, souvent simple dans sa partie inférieure; rameuse au sommet, hérissée de
petites épines.

Feuilles alternes, oblongues, d'un vert
foncé en dessus, un peu glauque en dessous, rétrécies à la base, ayant les bords
incisés et dentés et s'élargissant à la base
en deux oreillettes qui embrassent la tige
des deux côtés.

Fleurs jaunes, disposées en grappes
lâches, alternes sur les rameaux; chaque

fleur a un calice ou involucre, formé de plusieurs folioles inégales, pointues, d'un vert glauque, scarieuses sur les bords; elles se recouvrent mutuellement comme les tuiles d'un toit.

Graine longue, striée, noire.

Il est très-facile de confondre cette plante avec la *Lactuca scariola*, qui, du reste, a les mêmes propriétés. Cette dernière est plus petite, elle a les feuilles plus entières, la panicule plus pyramidale, les graines moins noires et légèrement pubescente.

L'odeur de la laitue vireuse est forte; sa saveur amère, âcre; elle possède des propriétés narcotiques qui se rapprochent de celles de l'opium. Son suc laiteux, desséché serait plus actif. Celui de la laitue cultivée porte le nom de Thridace ou Lactucarium. Ces deux médicaments sont maintenant peu employés. Ils étaient trop à la mode il y a quelques années.

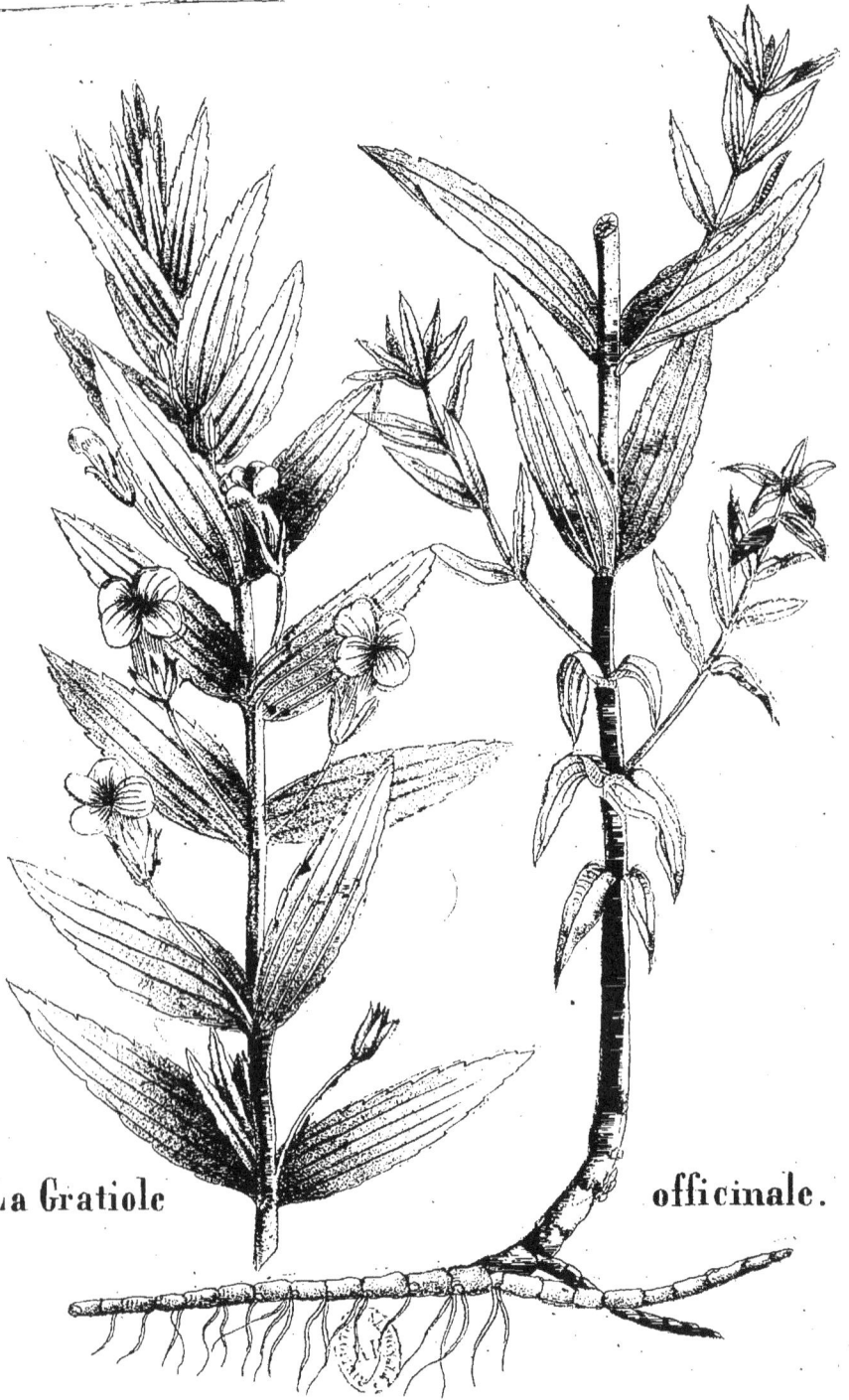

La Gratiole officinale.

FAMILLE DES SCROPHULARIÉES.

GRATIOLE OFFICINALE.

(Figure 16.)

LATIN : *Gratiola officinalis.*
VULGAIREMENT : *Herbe au Pauvre-Homme,*
Herbe de la Grâce-de-Dieu.

Il est des plantes qu'on range, à regret, parmi les espèces suspectes : telle est la gratiole, qui porte extérieurement tous les caractères de l'innocence, mais dont il faut cependant se défier ; cette modeste

plante appartient à la famille des scrophu-
lariées ; on la trouve dans les endroits humides et sur le bord des ruisseaux.

Racine blanche, rampante, noueuse,
poussant des fibres perpendiculaires aux
articulations.

Tige haute de dix à dix-huit pouces,
ronde, droite, glabre, ordinairement simple, avec des entre-nœuds plus courts que
les feuilles.

Feuilles sessiles, opposées, ovales-lan-
céolées, dentées au sommet, glabres, à
trois nervures longitudinales.

Fleurs blanches, légèrement rosées,
solitaires sur des pédoncules minces et
axillaires ; le calice est à cinq longues
divisions, avec deux bractées à sa base.

Corolle tubuleuse à deux lèvres peu
distinctes, la supérieure échancrée, l'inférieure à trois lobes égaux ; les étamines
au nombre de quatre ou cinq, deux mu-
nies d'anthères et les autres stériles.

Le *Fruit* est une capsule contenant beaucoup de graines jaunâtres.

La gratiole est sans odeur; lorsqu'on la
mâche, elle laisse une grande amertume
dans la bouche; prise à forte dose, elle
purge violemment, excite en même temps
de longs et pénibles vomissements, irrite
les intestins jusqu'à l'inflammation et la
gangrène.

Cette plante jouissait autrefois d'une
grande réputation en médecine; c'est pour-
quoi elle entre encore dans presque toutes
les préparations des empiriques, et devient
entre leurs mains un véritable poison; tant
pis pour les malades qui les consultent; ils
s'exposent à tous les accidents et à toutes
les conséquences qui peuvent résulter de
l'emploi de remèdes violents maniés par
des personnes ignorantes.

Les moutons dédaignent la gratiole; les
chevaux la mangent, mais ils sont violemment purgés et maigrissent bientôt; si elle
est abondante dans le foin.

IVRAIE ENIVRANTE.

(Figure 17.)

LATIN : *Lolium temulentum.*
VULGAIREMENT : *Herbe d'ivrogne, herbe à
couteau.*

L'ivraie enivrante appartient à la famille
des graminées ; c'est une plante annuelle ;
on la trouve dans les blés et dans les
champs humides.

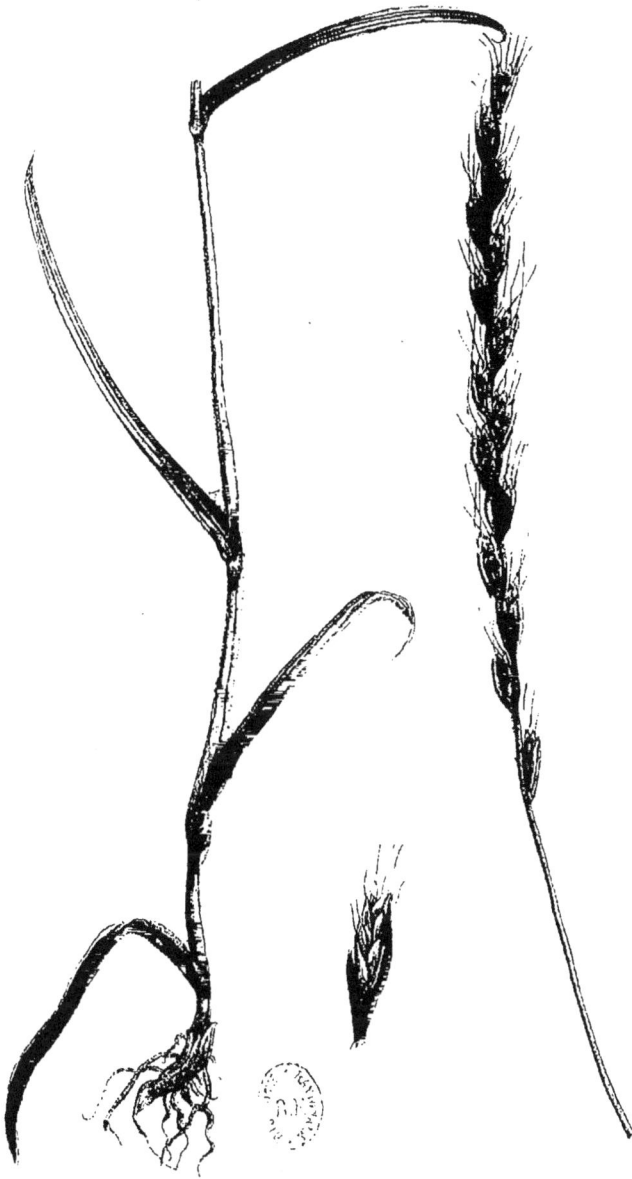

L'Ivraie enivrante Fig 11.

La *Racine* est cotonneuse, composée de fibres menus, grisâtres.

Les *Tiges* sont hautes de deux à trois pieds, rudes au toucher, articulées, rondes et droites.

Les *Feuilles* sont glabres, larges de deux lignes. Ce genre se distingue par un épi formé de petits épillets, sessiles, multiflores, garnis de barbes, solitaires sur chaque dent de l'axe, qui est creusé; ils sont alternes sur deux rangs opposés; ces épillets sont munis extérieurement d'une bractée, tantôt de moitié plus courte, tantôt aussi et même plus longue que l'épillet; le supérieur seul a ordinairement deux bractées.

Deux espèces d'ivraie méritent surtout l'attention des agriculteurs; l'une par le tort qu'elle cause aux moissons, et les funestes effets qu'elle peut produire sur l'homme et les animaux, lorsque sa graine est mêlée à celles des céréales, c'est l'*ivraie enivrante*.

L'autre, par son utilité dans les pâturages, et les avantages qu'elle offre pour
former des prairies artificielles, ou des
gazons au sein des jardins, c'est l'*ivraie
vivace*, connue sous le nom de *raygras*,
de fromental, ou de gazon anglais.

Ces deux plantes se distinguent facilement l'une de l'autre, par les barbes ou
arêtes qui se trouvent sur l'ivraie enivrante et par ses tiges droites; tandis que
l'ivraie vivace est dépourvue de barbes et
que ses tiges sont couchées dans leur partie
inférieure.

La *Graine* de l'ivraie a une saveur
âcre, nauséabonde ; unie comme il arrive
presque toujours aux farines des céréales,
elle donne au pain des qualités dangereuses, surtout lorsqu'on le mange chaud ;
il agit avec tant de violence sur l'estomac,
qu'il porte atteinte au tempérament le plus
robuste, et l'affaiblit au point qu'on ne
peut le rétablir qu'avec des soins très-at-
tentifs et de longs ménagements.

On a remarqué qu'il fait perdre aux

uns la vue, et qu'il détermine chez d'autres des accès d'hémorrhagie, des étourdissements, des vertiges, des convulsions, dont les accès sont parfois suivis de paralysie, de folie, d'apoplexie foudroyante et de mort affreuse.

Il est arrivé quelquefois que des brasseurs l'ont mêlée à la bière, pour la rendre plus forte, et en faisaient ainsi une boisson dangereuse.

Cette plante, répudiée généralement par les animaux, portait chez les anciens le nom de zizanie.

Elle est sans usage.

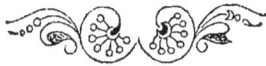

SEIGLE ERGOTÉ.

(Figure 18.)

LATIN : *Secale cornutum.*
VULGAIREMENT : *Seigle cornu.*

Les graminées sont attaquées de plusieurs maladies : on remarque le *charbon*,
qui couvre la surface des feuilles et des
graines d'une poussière noire ; la *rouille*,
qui attaque les mêmes parties que le char-

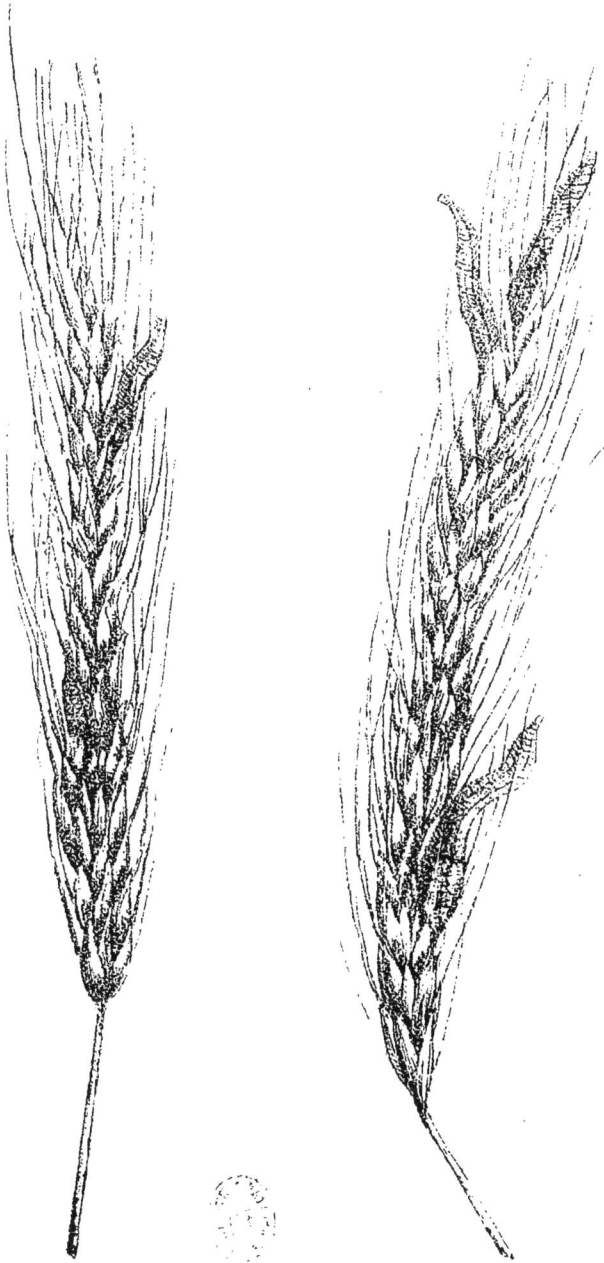

Le Seigle ergoté Fig 10.

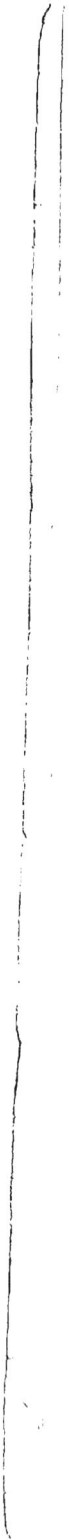

bon, mais dont la couleur est jaune de
rouille ; la *carie*, qui ne se rencontre que
dans l'intérieur du grain.

Les naturalistes ont observé ces diverses
maladies ; ils ont trouvé qu'elles prove-
naient de petits champignons microscopi-
ques, qui vivent aux dépens des plantes
sur lesquelles on les observe. Ces champignons se forment dans les années humides, ou sous l'influence des brouillards ;
l'homme ne peut empêcher leur formation ;
mais comme ils se propagent aussi par
graine, on a trouvé que le chaulage détruisait les germes de ces graines dans les
céréales ; c'est pour cette raison que les
agriculteurs mêlent leurs graines avec du
vitriol bleu, sulfate de cuivre et de l'eau ;
le vitriol bleu a la propriété de détruire la
vitalité des champignons. Dans le principe,
on faisait cette opération avec de la chaux
vive, de là le mot de chaulage qui est
resté.

Le seigle n'est point attaqué par la carie,
comme les autres graminées, mais l'*ergot*,

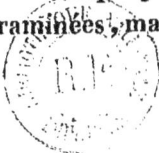

7

auquel il est sujet, est une maladie beaucoup plus terrible.

D'après le plus grand nombre des naturalistes, l'ergot est un champignon qui se
trouve sur la graine de quelques graminées et sur celle du seigle. Il est fréquent
dans les années humides; on le trouve aussi
sur les plantes qui croissent près des lieux
humides, ou voisines des grandes masses
d'eau courantes ou stagnantes, ou sur
celles qui sont surprises en fleur ou à l'ins-
tant de la formation du grain par des pluies
continuelles ou par le brouillard.

La forme que prend l'ergot est ordinairement allongée, courbe, renflée dans son
milieu; assez semblable à l'ergot du coq,
d'où lui vient son nom.

La couleur extérieure est violette ou
noirâtre, tandis que l'intérieur est d'un
blanc jaunâtre.

On trouve quelquefois sur un épi de un
jusqu'à quinze grains ergotés, séparés les
uns des autres par des grains très-sains;
ils débordent de beaucoup la balle. Frais,

l'ergot répand une odeur désagréable, qui devient encore plus forte lorsqu'il est réduit en poudre. Celle-ci produit sur la langue une saveur légèrement mordicante.

Exposé à l'air, l'ergot se dessèche promptement, diminue de volume et devient léger. Lorsqu'on s'aperçoit que le grain est gâté, il ne faut rien espérer ni des lavages, ni du criblage même le plus rigoureux; il faut brûler le grain; ce sacrifice est peu de chose, on évitera ainsi de nombreux accidents, de longs regrets, et même une mort des plus douloureuses. Le triage à la main serait ce qu'il y aurait de mieux à faire sur une grande table, où il serait facile d'enlever les grains noirs.

La farine du seigle ergoté est plus légère que celle du bon grain; le pain qui en contient prend une couleur violacée, répandue par plaques plus ou moins larges; il exerce de funestes effets sur les personnes qui en mangent.

Les symptômes d'empoisonnement par l'ergot sont : un certain fourmillement aux pieds, des vertiges, des spasmes, des convulsions; le malade éprouve une faim canine; la peau devient violette et noirâtre, d'abord aux orteils, puis aux pieds, aux jambes, enfin la gangrène se manifeste avec toutes ses conséquences.

En 1817, la présence de l'ergot dans les farines occasionna de terribles accidents à Paris : beaucoup de personnes furent attaquées de la gangrène sèche, et, après des douleurs affreuses, leurs doigts de pieds se gangrenaient et se détachaient du reste du pied. Cette maladie est plus grave dans les grandes villes, où le blé n'arrive que sous forme de farine et où on ne peut plus s'assurer de la présence de l'ergot.

M. Bonjean, médecin, rapporte que, au mois de novembre 1843, une famille de neuf personnes a été empoisonnée par du pain qui renfermait le quatorze pour cent de seigle ergoté.

Le même médecin rapporte encore qu'une famille de huit personnes de Bridoire, en Savoie, faisait usage d'un pain dans lequel il entrait le sept pour cent de seigle ergoté. Quinze jours s'étaient déjà écoulés depuis que ces malheureux se nourrissaient de ce mauvais pain, et cependant aucun symptôme morbide appréciable ne s'était encore manifesté. Tout-à-coup, un garçon de dix ans se plaint d'une douleur qui commence d'abord à l'aîne gauche, d'où elle disparaît au bout de deux ou trois jours après, pour se porter sur les deux jambes à la fois. C'était le 8 septembre; le 12, on envoie chercher M. le docteur Pichat, qui remarque aux deux mollets une rougeur de couleur foncée; cette partie est douloureuse au toucher, et l'enfant souffre beaucoup. Les jambes sont d'un froid glacial et ne peuvent supporter le contact d'un corps étranger, ce qui oblige le malade à les tenir hors du lit, et comme il ne peut marcher, le père et la mère le promènent presque sans cesse en le tenant dans leurs bras. Bientôt, la gangrène apparaît; elle se manifeste d'abord au tiers inférieur des jambes, puis elle envahit les pieds. Elle s'arrête d'elle-même au tiers supérieur des jambes. Depuis ce moment, 24 septembre, les douleurs sont moins fortes ; le pauvre enfant peut, non-seulement rester au lit, mais encore y tenir ses jambes et y trouver un peu de repos. A la fin de septembre, les chairs deviennent putrides et laissent les os à nu ; cet enfant est conduit le 12 octobre, par sa mère, à l'Hôtel-Dieu de Lyon, pour opérer l'amputation.

Aujourd'hui, l'agriculture se perfectionne, les blés sont beaucoup plus propres ; on y rencontre rarement de l'ergot, ou des nielles, ou toute graine étrangère.

En suivant un assolement convenable, on maintient chaque culture en état de force ; et on a remarqué que les plantes fortes, comme les animaux forts, étaient moins sujets à être attaqués par les êtres parasites.

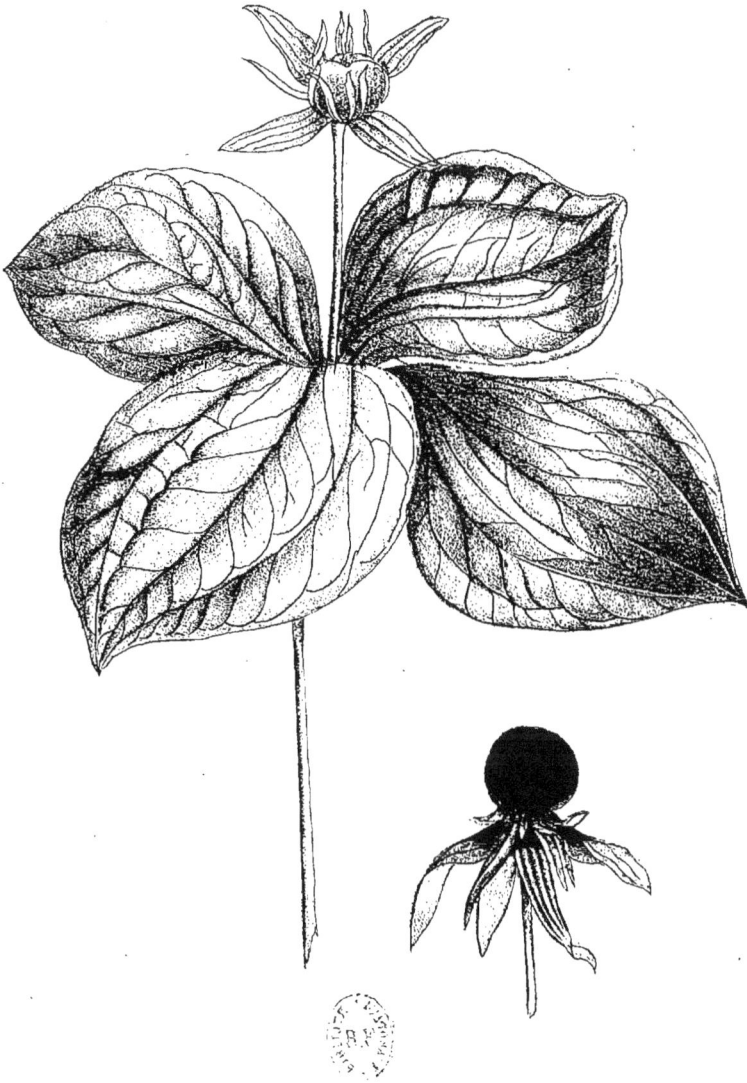

La Parisette.

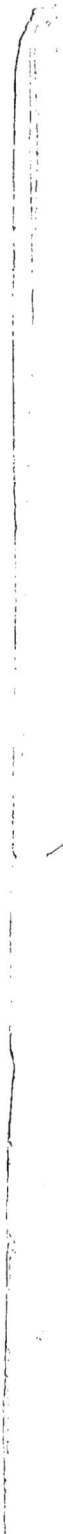

FAMILLE DES ASPARAGÉES.

LA PARISETTE.

(Figure 19.)

LATIN : *Paris quadrifolia.*
VULGAIREMENT : *Raisin de renard.*

La parisette croît communément le long des haies et dans les bois ombragés.

La *Racine* est articulée, de la grosseur d'un tuyau de plume, elle rampe hori-zontalement sous le sol.

La *Tige* est haute d'un pied, simple, arrondie, un peu coloriée dans sa partie inférieure.

Les *Feuilles* sont au nombre de quatre, sessiles, entières, pointues, glabres, disposées en croix horizontale au sommet de la plante.

Les *Fleurs* sont portées sur un pédoncule qui s'élève du milieu des feuilles; elles sont d'un jaune verdâtre, passant au pourpre. Cette plante fleurit de mai en juin.

Le *Calice* est composé de quatre feuilles vertes, lancéolées.

La *Corolle* est formée de quatre pétales étroits, huit étamines à anthères attachées au milieu des filets.

Le *Fruit* est une baie succulente, de la grosseur d'une cerise, d'un violet noirâtre.

La parisette est une plante dont il faut se défier; elle contient un poison narcotique, surtout dans le suc rougeâtre de la baie.

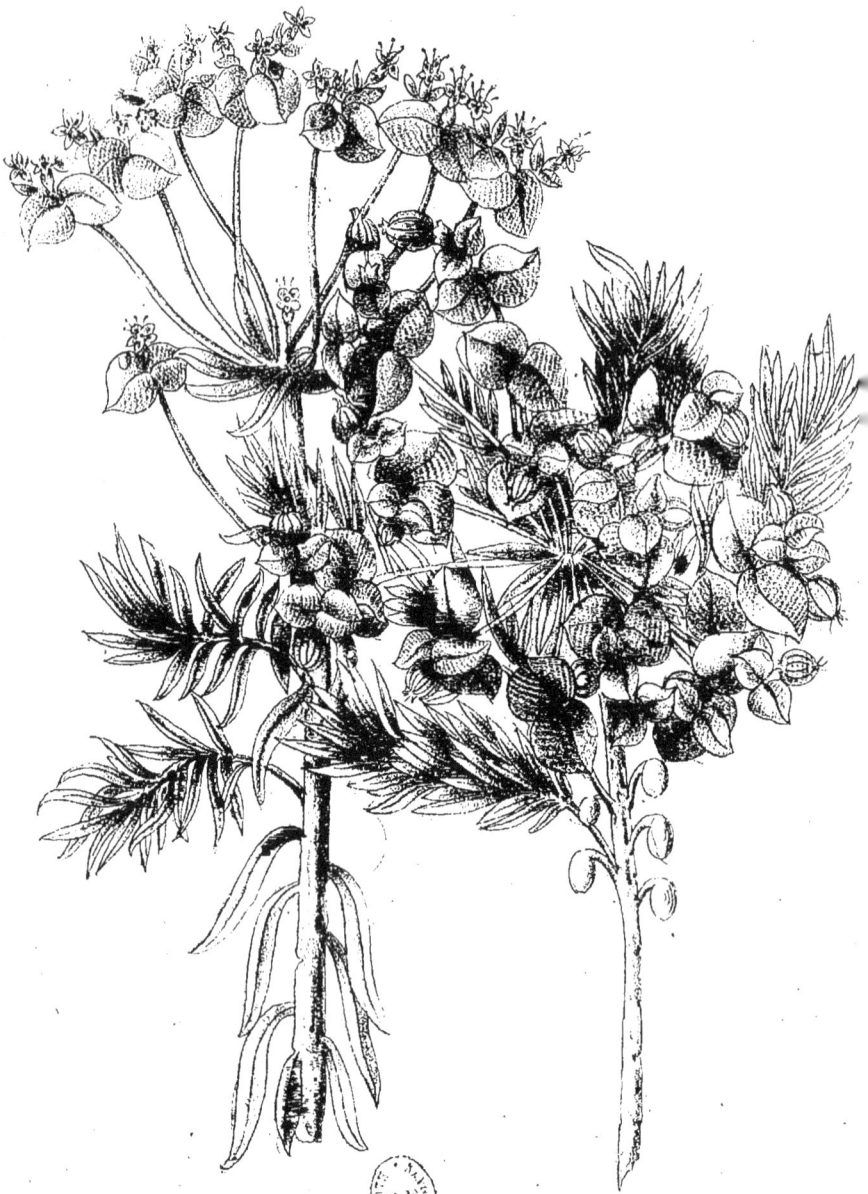

L'Euphorbe petit-cyprès.

EUPHORBE PETIT-CYPRÈS.

(Figure 20.)

LATIN : *Euphorbia cyparissias.*
VULGAIREMENT : *Titymale, Lait à la dame.*

Les euphorbes sont très-nombreuses dans notre pays; elles croissent en abondance dans les terrains cultivés, au bord des chemins, sur les coteaux secs et arides, dans les forêts et les marais.

L'euphorbe cyprès a une racine vivace,

rampante, fibreuse, qui pousse des tiges
droites, souvent rougeâtres à leur base ;
elles sont garnies en tous sens de feuilles
linéaires, glabres et entières. Vers le sommet de la tige, il se développe souvent
quelques rameaux stériles, portant des
feuilles plus étroites et plus serrées.

La *Tige*, à son sommet, se divise en
huit ou dix rayons, formant une ombelle
munie d'une collerette de feuilles sem-
blables à celles de la tige ; chaque rayon
se divise encore en deux ou trois branches,
où se trouve un involucelle formé de deux
bractées jaunâtres en forme de cœur, plus
larges que les autres feuilles.

La *Fleur* est d'un jaune verdâtre très-
compliquée, présentant en apparence huit
à dix divisions, dont les quatre ou cinq
externes ont la forme d'un croissant ; elle
renferme dix à douze étamines.

Le *Fruit* est une capsule à trois coques
soudées, légèrement verruqueuse ou cha-
grinée sur les angles ; elles renferment
une petite graine lisse et grisâtre.

Toute la plante, en vieillissant, prend une teinte plus ou moins rougeâtre.

Le suc laiteux qui découle des euphorbes est un purgatif violent et dangereux. On s'en sert communément pour faire disparaître les verrues.

L'*Euphorbe épurge* (*euphorbia lathyris*), vulgairement catapuce, paraît être la plus active de toutes les espèces d'Europe ; on la rencontre quelquefois dans les jardins et les lieux cultivés.

A cette famille appartient encore le ricin, dont l'huile, préparée à l'eau bouillante, perd une partie de son âcreté et devient un purgatif doux fréquemment employé.

CHÉLIDOINE ÉCLAIRE.

(Figure 21.)

LATIN : *Chelidonium majus.*

VULGAIREMENT : *Ellébore, Grande-Éclaire, Felougne, Herbe à la Dame.*

Cette plante croît naturellement le long des haies, des murailles, dans les lieux secs et incultes.

La *Racine* est vivace, épaisse, oblongue, fibreuse, d'un rouge brunâtre.

Les *Tiges* sont droites, cylindriques,

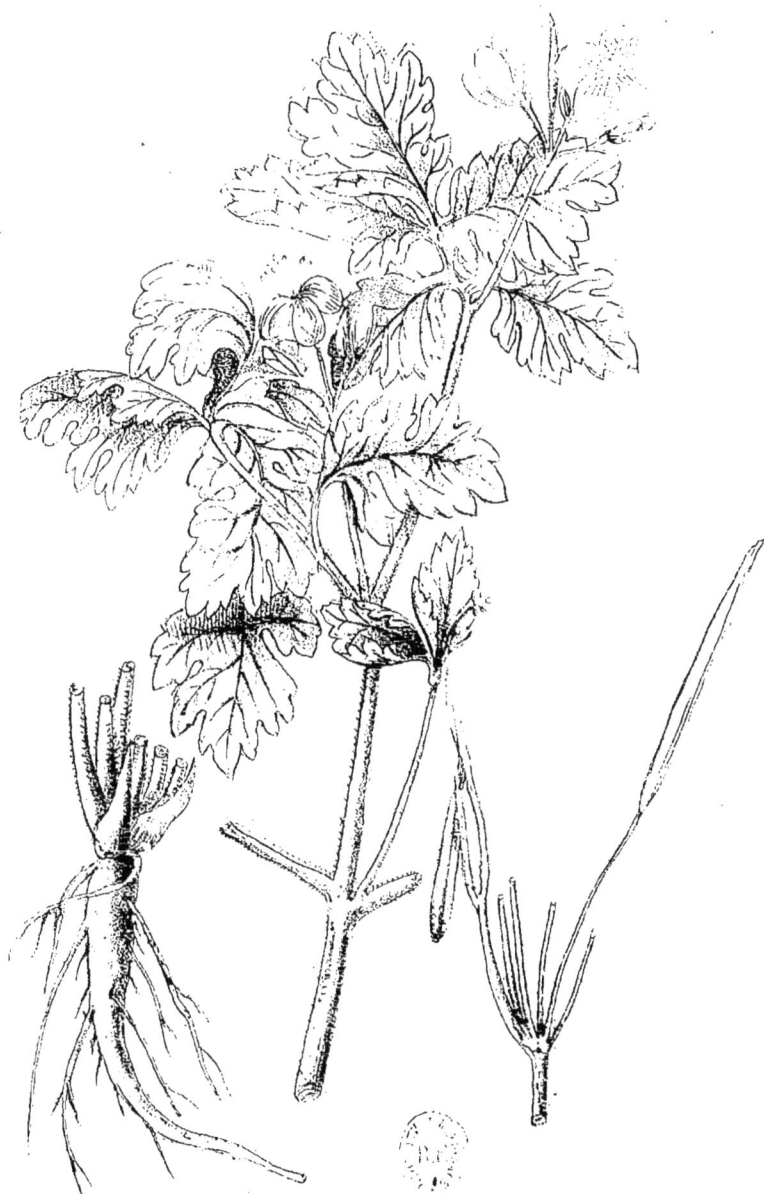

La grande Chélidoine.

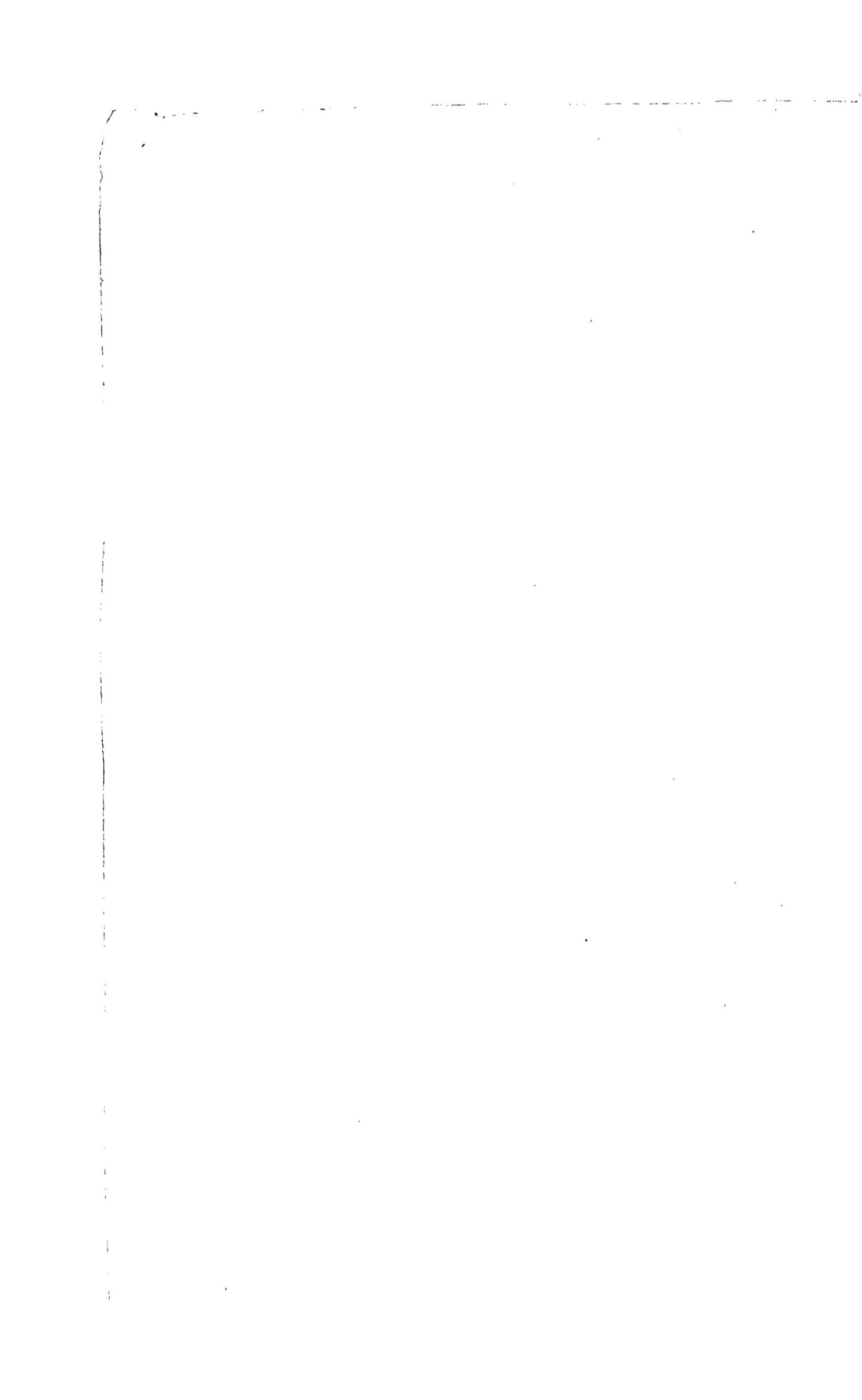

grèles, cassantes, d'un vert tendre, plus
ou moins velues, hautes de deux ou trois
pieds.

Les *Feuilles* sont grandes, alternes,
pétiolées, molles, découpées en lobes arrondis, incisés et dentés, d'un vert bleuâtre en dessus et un peu moins en dessous.

Les *Fleurs* sont jaunes, disposées en
ombelle, portées sur un long pédoncule
naissant à la division des rameaux. Le
calice est à deux sépales ovales, concaves,
caduques, étroits à la base, arrondis au
sommet; beaucoup d'étamines et un pistil;
elles paraissent de mai en juillet.

Le *Fruit* est une silique linéaire, lisse,
longue, contenant des graines noirâtres.

La saveur de cette plante, qui est âcre
et corrosive, réside dans un suc jaunâtre,
qui se trouve dans toutes les parties de la
plante, et qui en découle facilement en la
brisant.

La chélidoine qui avait autrefois une
grande réputation en médecine, n'est plus
guère en usage que pour guérir la gale,

les dartres, pour extirper les cors et les verrues.

Lorsqu'elle est prise à forte dose, elle produit tous les effets des poisons âcres et peut devenir mortelle; il faut remédier à ces accidents en faisant vomir et donner des boissons mucilagineuses.

Aucun animal ne mange cette plante.

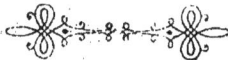

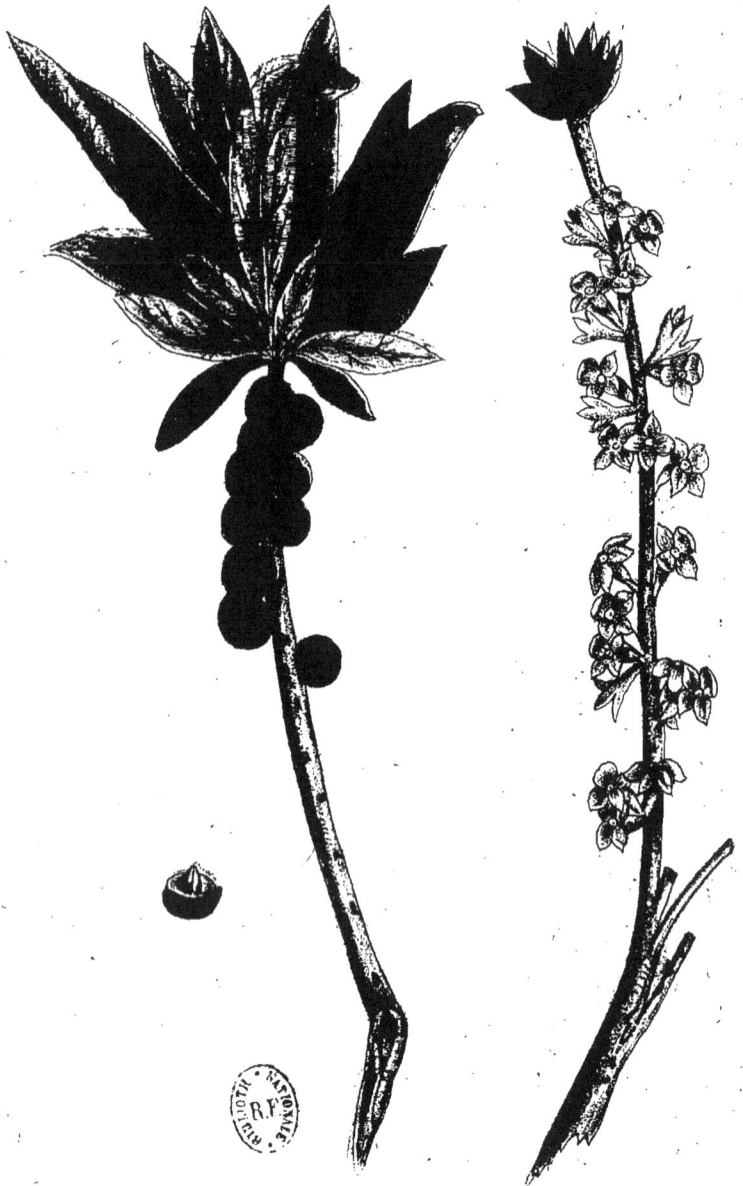

Le Bois gentil.

DAPHNÉ BOIS-GENTIL.

(Figure 22.)

LATIN : *Daphne mezereum.*
VULGAIREMENT : *Bois-gentil, Garou.*

Cette jolie plante croît fréquemment dans les taillis ombragés des montagnes et de la plaine.

Tige de deux à trois pieds de hauteur, rameuse à écorce grisâtre.

Feuilles sessiles, oblongues, lancéolées, entières, plus vertes en dessus qu'en dessous, naissant au sommet des rameaux.

Fleurs d'un rose purpurin, sessiles, naissant avant les feuilles; elles paraissent de février en mars.

Corolle en entonnoir à quatre lobes, renfermant huit étamines.

Fruit de la grosseur d'un grain de groseille, rouge, succulent, renfermant un seul noyau.

Les *Fleurs* ont une odeur forte et pénétrante qui occasionne souvent des maux de tête; l'écorce et les baies, lorsqu'on les mâche, produisent dans la bouche une irritation qui se prolonge jusque dans l'œsophage; les graines produisent dans l'estomac des mammifères une inflammation dangereuse, tandis que les oiseaux s'en nourrissent impunément.

Les teinturiers se servaient autrefois de son écorce, pour teindre les laines en jaune. Quelques personnes emploient sa graine pour donner de la force au vinaigre : ce liquide, ainsi traité, est plutôt nuisible qu'utile. On se sert souvent de son écorce, au lieu de vésicatoire.

Le *Daphné Laureole* se distingue par
ses fleurs vert-jaunâtres ; et ses feuilles
sont lancéolées, pointues ; son fruit est
noir ; il a les mêmes propriétés que le bois-
gentil ; on le trouve dans la plaine, le long
des haies et des bois. Il fleurit en février
et mars.

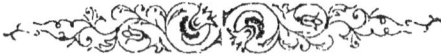

FAMILLE DES CONIFÈRES.

IF.
(Figure 23.)

LATIN : *Taxus boccata.*
VULGAIREMENT : *Dy.*

L'if se rencontre fréquemment sur les pentes des Alpes et du Jura, où il atteint une hauteur de 20 à 30 pieds ; son tronc est droit, arrondi, rougeâtre, à cime conique bien garnie de nombreux rameaux pliants.

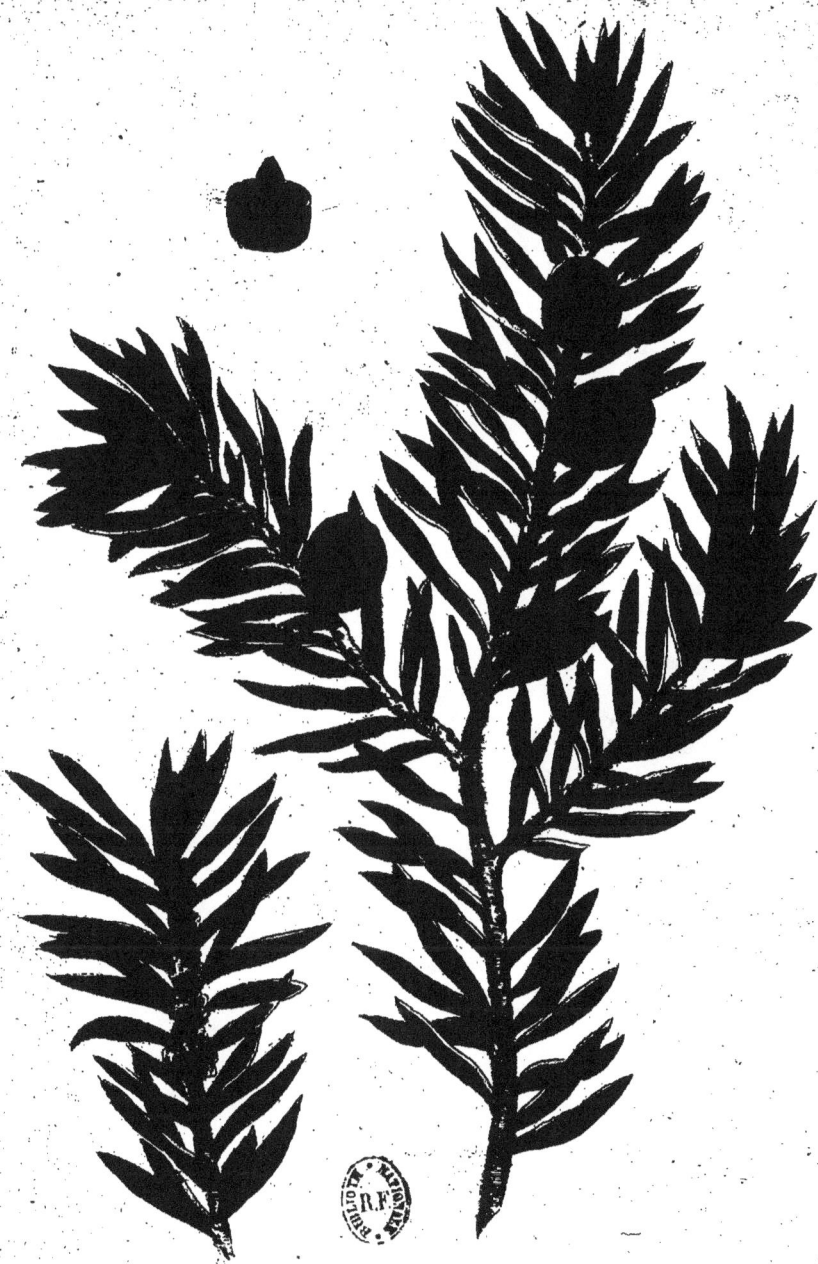

L'If.

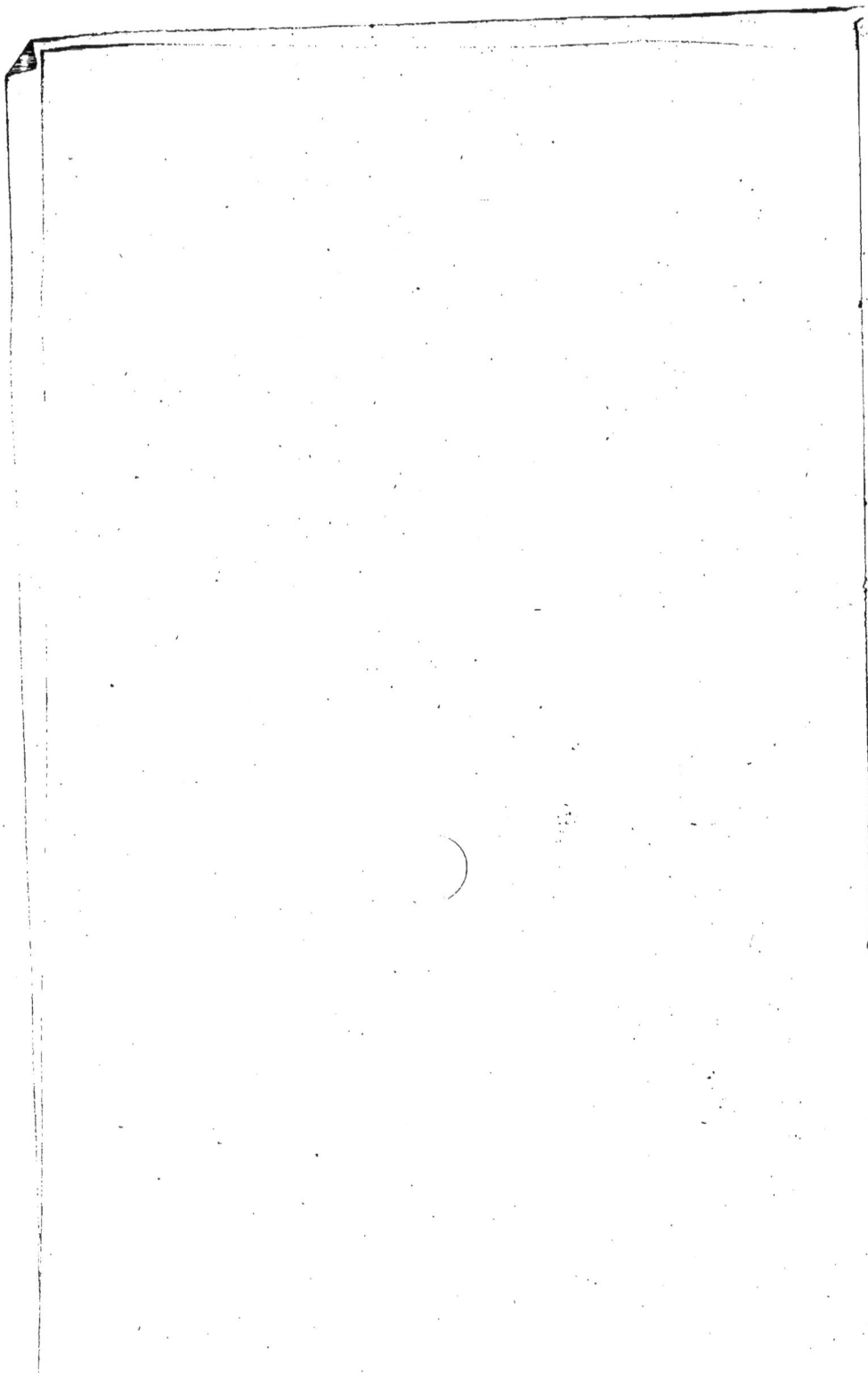

Les Feuilles sont persistantes, éparses, linéaires, d'un vert obscur en dessus, plus claires en dessous. Les fleurs mâles forment de petits chatons globuleux, disposés en épis le long des rameaux. Les fleurs femelles ont l'apparence d'un bourgeon verdâtre, qui se transforme en une baie ovale, molle, d'un rouge vif à la maturité, enveloppant jusque près de son sommet un noyau osseux et luisant.

Les anciens accusaient cet arbre d'être vénéneux pour l'homme et les animaux; son ombre seul passait pour donner la mort à l'imprudent qui s'endormait sous son feuillage. Théophraste regarde son feuillage comme nuisible dans un grand nombre de cas aux chevaux. Jules César nous apprend que les Gaulois empoisonnaient leurs flèches avec le suc extrait du fruit.

Les chimistes modernes ont fait justice de ces exagérations; lors même que les rameaux et les feuilles ont une propriété purgative, assez énergique; ils sont mangés sans accident par les bœufs et les porcs ; les baies ne sont point dangereuses, si l'on en mange avec modération ; prises à l'excès, elles causent la dyssenterie comme tous les fruits acerbes.

Le bois est incorruptible, très-pliant, d'un rouge brun, veiné de zones rouges plus foncées ; après celui du buis, le bois l'if est le plus pesant de l'Europe ; pour la beauté, on peut le comparer à celui que nous tirons à grands frais de l'étranger, la finesse de son grain le rend susceptible du poli le plus vif ; il est excellent pour tout ce qui demande force et durée.

TABLE

DES

MATIÈRES CONTENUES DANS CE VOLUME.

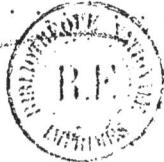

www.ingramcontent.com/pod-product-compliance
Lightning Source LLC
Chambersburg PA
CBHW050118210326
41519CB00015BA/4015